ドクター🤝スタッフ

チームで取り組む
消毒・滅菌

塚本高久・著　　快適歯科空間研究所

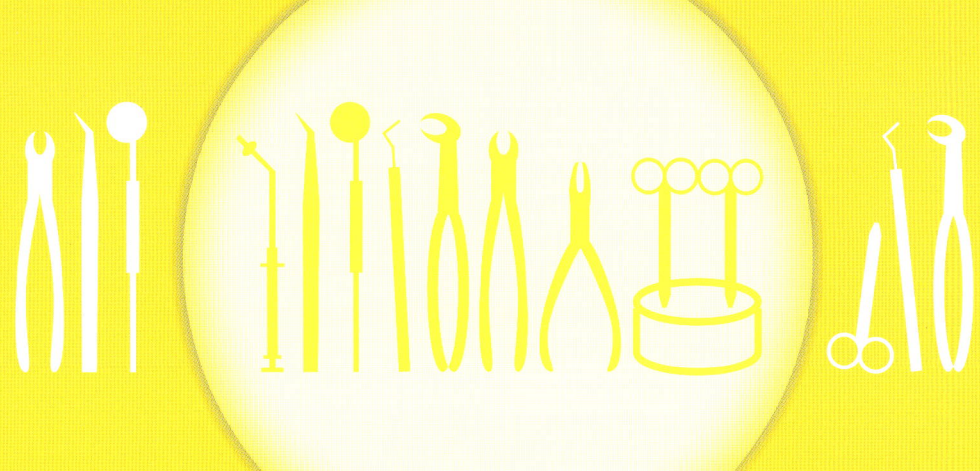

はじめに

　　　一流ホテルに宿泊するとき
　　　部屋の扉を開けた瞬間
　　　みなさんはどのように感じますか？

　　　——きれいな部屋だなあ
　　　——こんな部屋に泊まれて、うれしいなあ
　　　そのように感じるのではないでしょうか。

　　　本書は歯科医院でも同じように感じてもらうには
　　　どうしたらよいかを考える本なのです。

　近年、滅菌や消毒、清潔などを重視する歯科医院が増えています。
　患者さんは「医療機関という場所は、当然清潔に保たれているもの」と考えているので、「増えている」というのもおかしな話ですが、歯科界では「滅菌」に対して保険点数の配分がほとんどされてこなかったので、これまであまり注目されてこなかったともいえます。
　しかし、やはり医療機関としては滅菌や消毒を行うべきであり、患者さん、そしてスタッフを守るために目指すべき医院の姿勢でもあるのです。また、最近ではさまざまなメディアで取り上げられているために患者さんの目も厳しくなり、清潔な歯科医院に移っていく傾向もみられます。そのため、新規開業や継承を行う歯科医院では新たな集客手段、患者定着手段として滅菌を売りにするところが増えているのです。

　滅菌を行うことによるメリットはさまざまありますが、まず患者さんを守ることができること、そしてスタッフを守ることができることが挙げられます。守るというのは、「他人の体液から守る」「他人のばい菌ウイルスから守る」ということです。そのほかにも多くのメリットがあります。

　逆にデメリットは何でしょうか。
　これもいくつか考えられますが、もっとも不安視されるのはコストでしょう。コストはどの本にもあまり書かれていないのですが、コストのことを切り離しては、開業医は滅菌のことを考えられません。
　そして、設備です。設備はもちろん投資金額もそうですが、設置場所もしばしば問題になります。

大きく変わる医院のシステムもデメリットといえるでしょう。これまでは、患者を呼ぶ→治療を開始→治療終了→片づけ→患者を呼ぶ、という流れ作業の繰り返しでした。しかし、滅菌を始めると、患者を入れる準備→患者を呼ぶ→治療を開始→治療終了→滅菌システムに合わせて片づけ→患者を入れる準備、という流れになります。つまり、時間と手間が増えます。

このように、現時点ではデメリットのほうが多いように感じるかもしれませんが、歯科医院というのは、患者さんがいなくては経営が成り立ちません。将来永続的に繁栄する歯科医院というのは、常に患者さんがいる歯科医院、患者さんが離れていかない歯科医院であり、それが［滅菌・清潔・きれいな歯科医院］なのです。

消毒・滅菌に取り組む前の心構えとして、一つ肝に銘じておくべきことがあります。
それは、「滅菌は一度始めると前に進むしかない」こと。
「後戻りできない」「やり続けるしかない」ということです。医院全体で滅菌を売りにして医院を改革していけば、知らず知らずのうちに患者さんが増えていることに気づくでしょう。患者さんの定着率が上がっているのに気づくでしょう。それまでは、［滅菌・清潔・きれいな歯科医院］づくりに真摯に向かい合って進めてほしいのです。

当院には、EOG（エチレンオキサイドガス）滅菌器はありません。したがって、熱に弱いものをきちんと滅菌することができていません。しかし、滅菌をスタートさせて0から100までの道のりのなかで、0から50まではどのように進めればよいのか。0から10まで進めるなかで、0から1まで進む方法で悩んでいる先生や歯科衛生士、歯科助手、滅菌専任に抜擢された方へ、本書がわかりやすい道しるべとなることを願っています。
また、『消毒滅菌ガイドライン』（生田図南：デンタルダイヤモンド社, 2006）も併せて読んでいただくことで、さらにレベルの高い滅菌というのも見えてくると思います。

2013年8月
塚本高久

CONTENTS

はじめに ——————————————————————— 2

プロローグ 開業医にとっての滅菌を考える ——————— 6
    開業医に滅菌は可能か？—— 6　　滅菌の「ゴール」はどこか？—— 8
    「無菌状態」を目指すべきか？—— 9　　まずは現状把握から —— 10
    滅菌に向けたはじめの 12 ステップ —— 13
    ■ 滅菌専任者の「現場の声」—— 16

滅菌の**基本**

意識改革から始めよう ——————————————— 18
    滅菌に対する院長の意識 —— 18　　チームで取り組もう —— 20
    ■ 受付担当者の「現場の声」—— 26

基本は清潔な歯科医院づくり ————————————— 27
    滅菌（sterilization）—— 27　　消毒（disinfection）—— 29
    清潔・きれいであること —— 29
    会議で院内の問題点を整理する —— 30
    「環境管理スタッフ」という使命感 —— 31
    ■ 環境管理スタッフの「現場の声」—— 32

清掃のポイント ——————————————————— 33
    ①駐車場 —— 33　　②入口・風除室 —— 34
    ③土足かスリッパか —— 34　　④待合室 —— 36
    ⑤受付周辺 —— 39　　⑥トイレ —— 40
    ⑦洗口場 —— 43　　⑧診療室通路 —— 44
    ⑨エアコン —— 45　　⑩その他 —— 46

スタッフの連携と意識の統一 ————————————— 47
    清潔・不潔　診断クイズ —— 48　　手袋の使い回しをやめる —— 50
    水に対する「清潔」意識 —— 52
    スタッフや歯科医師の服装、清潔感の感じさせ方 —— 54

滅菌の実践

当院の滅菌システム① 基本的ルール ― 56
　当院の滅菌関連機器 ― 56　　当院の規模 ― 57
　滅菌を浸透させる ― 57　　ユニットの清拭 ― 58
　「覆う」と「かぶせる」 ― 59　　ヘッドレストを清潔に保つ工夫 ― 60
　エプロンはディスポーザブルがおすすめ ― 62
　フェイスタオルには細心の注意を！ ― 63
　■ 動物占いでエプロンの色の使い分け!? ― 64

当院の滅菌システム② 診療室での流れ ― 66
　具体的な流れ ― 66　　診療終了後の滅菌の流れ ― 72
　ファイルやバーなど細かいものの洗浄 ― 75
　■ 滅菌歯科助手の「現場の声」 ― 76

当院の滅菌システム③ 注意点と工夫 ― 77
　治療準備と問題点の解決法 ― 77　　技工物の消毒 ― 84
　エックス線診療室内の清潔管理は要注意 ― 84
　患者さんが自分の口の中を触った後の指 ― 88
　抜去歯牙の取り扱い ― 89　　スケーリング ― 90
　全員が当事者意識をもった「チーム」 ― 91
　■ 歯科衛生士の「現場の声」 ― 92

滅菌と経営

滅菌とコスト ― 96
　滅菌にかかるコスト ― 96　　滅菌にかかる人件費 ― 97
　滅菌がもたらす経営メリット ― 98
　ディスポーザブル製品と金額 ― 100
　患者さんに「見せる」ことの重要性 ― 101　　貼り紙を活用する ― 102
　院内配布用チラシで口コミを広める ― 103
　高いハードル、これからの目標 ― 104　　滅菌と時間のバランス ― 105
　滅菌を軸とし、医院経営を成功させる ― 106
　医院の「柱」をつくる ― 107

おわりに ― 110

プロローグ
開業医にとっての滅菌を考える

この本でいうところの、

「滅菌」 とは、無菌であること
「消毒」 とは、病原性が少ない状態
「清潔、きれい」 とは、清掃が行き届いている状態
　　　　　　　　　　清潔と感じる状態
　　　　　　　　　　清潔とわかる状態

 開業医に滅菌は可能か？

当院は開院40年になろうとしています。

10年ほど前に父親から引き継いで、その際、滅菌を開始しました。

父の歯科医院を引き継ぐ前まで、私は口腔外科に在籍し、手術室などで口腔外科手術をおもに行ってきており、清潔・不潔の概念、滅菌の重要性を十分理解していました（福重真佐子，塚本高久：開業するとき してから で・増改築．デンタルダイヤモンド社，2007．参照）。

その後、医院を引き継いだころの歯科医院の状態は次の通りです。

- ユニット：3台
- 患者数：35名／日
- スタッフ：歯科衛生士2名、歯科技工士1名、受付1名

要するに、忙しい歯科医院でした。

とても、滅菌に割く時間と人員はありませんでした。滅菌は受付や歯科衛

生士が時間の空いたときに行っていたのです。

　そして引き継いだ歯科医院の滅菌の状況は、次のようなものでした。

> ・オートクレーブ1台
> ・紫外線殺菌保管庫1台
> ・バーは消毒のみ
> ・タービンはアルコールで拭くだけ
> ・手袋は1日中交換しない。穴が開いたら交換

　滅菌は時間がないので絶対にやらなくてはならないもののみ、オートクレーブにかけた後は、薬液に浸漬しておしまい。拭き上げるタオルも1日中変えない。エプロンは布製で1日1回交換するだけ、という状況でした。

　滅菌の詳しい勉強もできない時代からすれば頑張ったほうなのかもしれません。しかし、いまでは満足のいくレベルではないことは明らかです。

　この滅菌状態を目にしたとき、「これが通常の開業医のレベルなのだ」「これ以上の滅菌は無理だ」と、自分を納得させていました。

　ところが2003年、熊本県で開業している生田図南先生の講習を受けたとき、生田歯科医院の滅菌システムと考え方を知り、雷に打たれたような衝撃を受けました。

「開業医でもここまでできる！」
「開業医でも医療機関である以上、滅菌は絶対にやらねばならないことなのだ！」

ということを学びました。

Point 1　開業医でも、工夫次第で滅菌は可能。

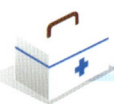 ## 滅菌の「ゴール」はどこか？

　すぐにできることや時間をかけてやるべきこと、滅菌システムを作り上げるために何をする必要があるのか、そのためにどうするべきかを学びました。しかし、当時のレベルから生田歯科医院のレベルにもっていくのは至難の業で、山登りのように1合目、2合目……と登っていく必要があることがすぐにわかりました。先の見えない長い道のり、しかし、やると決めたからにはやるしかない。患者さんが安心して通える歯科医院は、患者さんが離れていかない。安定した来院患者数に必ずつながると信じて、滅菌を開始したのです。

　2006年に刊行された『消毒滅菌ガイドライン』『わたしの生田歯科医院』（デンタルダイヤモンド社）に紹介されている生田歯科医院に近づくべく、この10年間、当院は常に学習と進化と工夫を重ねて現在の滅菌システムを築いてきました。もちろん滅菌は日々進化しており、ゴールがどこかにあるわけではありません。毎日が試行錯誤なのです。

　当院の滅菌レベルは、現時点でもまだまだ100点満点には程遠く、満足のいくレベルには至っていません。しかし、現在の100点満点ではない状況を含めて、0から始めた状態から現在に至る過程というのをきちんと示すことは、これから滅菌を始める歯科医院にとってはある意味で大きな目標への道しるべ、はじめの一歩、あるいは踏み出す勇気となるのではないかと考えているのです。

> Point 2　滅菌に「ゴール」はない。常に試行錯誤。

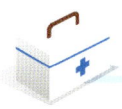 ## 「無菌状態」を目指すべきか？

　本当の無菌状態とはどのような状態でしょうか。

　病院の手術室を考えてみましょう。周りがタイルに囲まれ、入口もフットペダルで開閉。空気の濾過、気流の流れもコントロールされています。手術室に入る人でさえ手術着、マスク、帽子着用、そして患者さんも手術着です。このような環境でかなりレベルの高い滅菌環境が作れるのです。

　しかし、実際は手術室でさえ、完全な無菌状態ではありません。実際の無菌状態を作るのは非常に難しいことなのです。それでもわれわれ開業歯科医院は無菌状態を目指すべきでしょうか。

　開業医が手術室のような無菌状態を目指すには、越えられない壁があると考えています。

　考えてみてください。まず、患者さんは私服のまま、あるいは土足だったりもします。すでにここでばい菌にさらされているのです。そして、扉を開けるたびに外部の空気が入ってきます。汚れた空気も入ってくるでしょう。エアコンをかけていれば、エアコンからもばい菌、カビ菌などが飛んでくることになります。この時点で無菌環境は不可能と言えます。

　そして、ここで滅菌に対する大きな気づきがありました。
　手術室で目指す滅菌レベルと、開業医が目指す滅菌レベルはちがうということです。

　しかし、このままでは滅菌の目指すべき方向が見えてきません。それではどのように考えたらよいのでしょうか。

　「自分の歯科医院でできる最高に清潔な状態を常に目指す」ことです。

　ここで大切なことは、滅菌を理解し、どこまで滅菌してそれを維持し、何を洗浄し、消毒するか。そして、きれいにし続けるとはどのようなことなのかを頭の中で整理することです。

完全な無菌状態をつくるのは開業医では無理です。しかし、滅菌するものをよく理解し、消毒するものを理解し、ディスポーザブルでもよいものを理解し、患者さんが何を清潔・きれいと感じるのかを理解することが重要なのです。

　無菌ルームではなく、手術室ではなく、病院ではなく、開業医にできる滅菌レベルを歯科医院スタッフ全員で作り上げていきましょう。

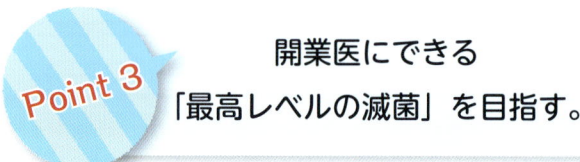

Point 3　開業医にできる「最高レベルの滅菌」を目指す。

まずは現状把握から

　この本では、滅菌をすることだけではなく、滅菌をとりまく清潔な環境についても考えていきます。

　ただ器具が清潔なだけで、家具にほこりがたまっていたり、待合室の椅子がぼろぼろだったり、スタッフの対応や意識が低くては、滅菌は宝の持ち腐れ。最高の滅菌レベルを目指すためには、それをとりまく環境が清潔やきれいな状態になっているかをチェックし、改善が必要であればその部分も改善します。これらは**滅菌に比べると非常に簡単な作業**です。

　それでは、まずはじめに、患者さん目線で院内を見渡してみましょう。

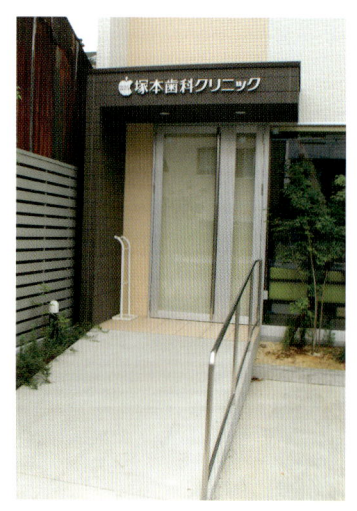

　――医院の外から医院を見てみましょう。
　――入口のドア付近を見てみましょう。

10

――入口から入って、入口付近を見渡してみましょう。
――入口から受付も見てみましょう。
――受付に立ってみて見渡しましょう。

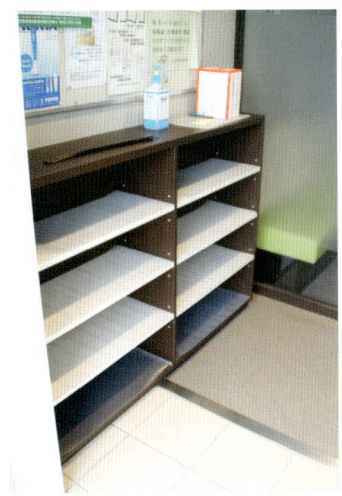
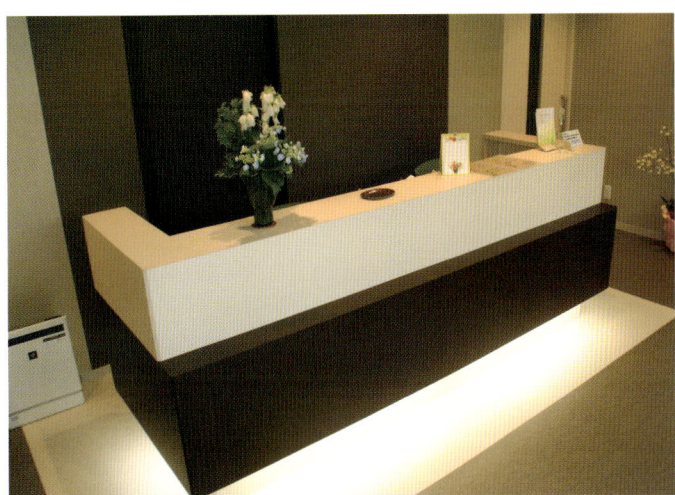

――待合室の椅子も見てみましょう。
――待合室の椅子に座ってみましょう。周りを見渡してみましょう。

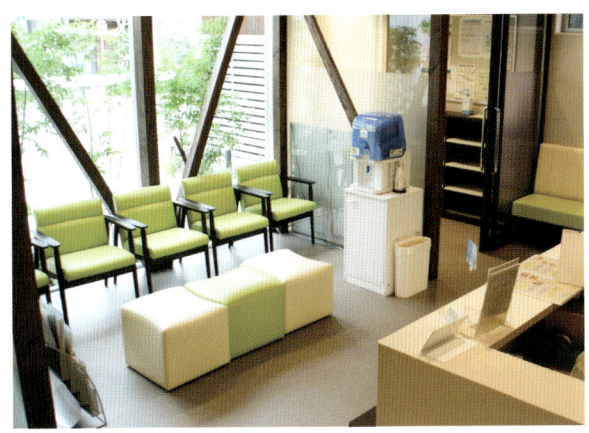

――診療室の入口まで歩いてみましょう。
――診療室の入口から診療室を見渡してみましょう。
――治療ユニットの付近まで歩いてみましょう。
――治療ユニットに座って周りを見てみましょう。

——治療ユニットを倒して天井を見ましょう。

——治療ユニットから診療室入口まで歩いて見渡しましょう。

——トイレもチェックしましょう。

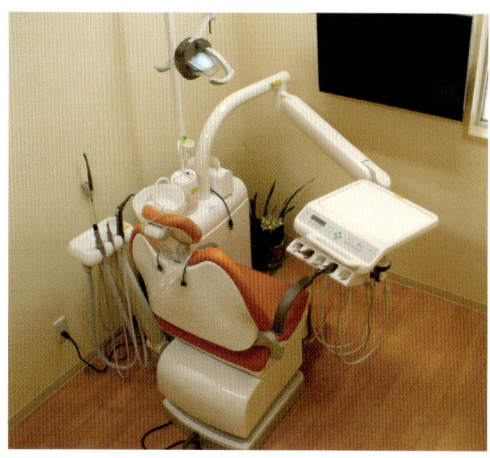 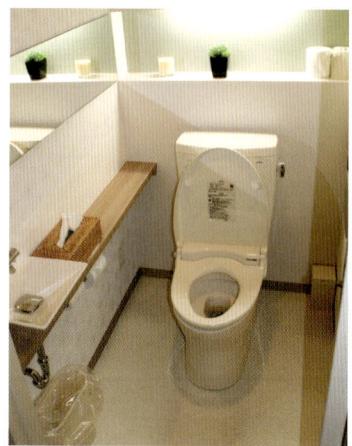

——受付まで歩いてみましょう。

——患者さんが帰るように入口から出てみましょう。

いかがでしたでしょうか。

清潔を目指す院長として違和感を感じたところはありましたか？　汚れが気になったところはありますか？

いろいろなスタッフにもやってみてもらってはいかがでしょうか。女性と男性ではみるところが違うともいいます。異なる気づきが見つかるはずです。

これからは月に一度は院内チェックをすることにしましょう。

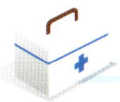 ## 滅菌に向けたはじめの12ステップ

　滅菌を勉強してこれから始めようと思っても、何から始めたらよいかわからないという方のために、次項に滅菌の実践に向けてやるべきことをはじめの一歩から12のステップにまとめました。スタッフに指示したり指導したり誘導したりということが苦手な先生や主任スタッフの方は、この順番で進めてみましょう。

　以下に、まったく何もない状態から始められる歯科医院向けに12段階のステップを示しました。途中を飛ばしている先生は、抜けている部分を見直してみるのはいかがでしょうか。

STEP1　コンセプトの決定をする

まずは、先生の意思を伝えることから始めましょう。

「滅菌を始めたい。コンセプトは清潔な歯科医院！」と宣言してしまいましょう。

STEP2　スタッフ全員で「清潔な歯科医院とは」をテーマに考える

スタッフが歯科医院の清潔をどのように考えているか話し合い、意見交換をしましょう。話し合いは重要です。

話し合いを行う際のコツは、次の2つを意識することです。

①先生の意見を押し付けるのではなく、スタッフに意見を出してもらう。

②スタッフから出された意見を頭ごなしに否定しない。

P.30でも触れていますが、スタッフ全員で考えていくことが大切なのです。

STEP3　院内の清潔に関する問題点についてスタッフと意見交換を行う

「待合室のここが気になる」「トイレのここが気になる」
「器具のこれが気になる」
など、スタッフの具体的な意見を聞いてみましょう。すぐに解決できることがあれば、即座に対応しましょう。

STEP4　患者さんごとにユニットの清拭を開始する

少し手間がかかりますが、清掃用の洗剤を購入するか、消毒液を染みこませたクリーナータイプの洗剤を使ってもよいでしょう。診療の合間に1分ほどで行えます。

STEP5 患者さんごとに手袋の交換を開始する

患者さんごとに手袋の交換をしましょう。ディーラーさんをはじめ、インターネットなどでも販売されています。コストと使用感のバランスを考えて商品を選びましょう。

STEP6 治療テーブルの上に置いてあるものをすべて撤去する

ユニットのテーブルに薬品瓶やバーなど置かないようにしましょう。

患者さんを導入する前には治療テーブルの上は何もない状態にするのが理想です。

ものを置く場合は、一目で清潔だと感じられるパッキングされた器具や、使用前のディスポーザブル製品にしましょう。

STEP7 ディスポーザブル製品への交換を開始する

患者さんに使用するもので、ディスポーザブル製品に変更できるものは、変更していきましょう。コップ、エプロン、ヘッドカバーなど。

STEP8 ファイルボックスの作成、滅菌を開始する

ファイルは使用するものが決まっています。ボックス化は比較的楽です。滅菌できるボックスを購入することで達成できますが、治療後のファイルの清掃、洗浄、滅菌のシステムが大切です。

STEP9 治療ごとにバーの数を決めてバースタンドを作り、バーの滅菌を開始する

ファイルと同じように感じますが、滅菌しやすいように使用するバーを最小限にして使うバーを制限する必要があります。形成内容に応じて使用するバーを決めましょう。

STEP10 治療用バットの滅菌と基本セットのパッキング

治療用のバットを滅菌し、基本セットをパッキングしましょう。洗浄、滅菌、それにパッキングという作業が追加されますので、大きな作業になります（右図は患者さんの前にお持ちするときの状態）。

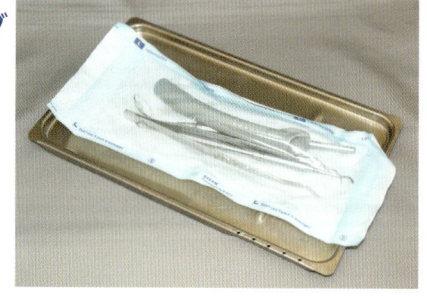

STEP11 滅菌専任の確保

滅菌が軌道に乗り始め、患者数が安定してきたら滅菌専任を確保する必要があります。アシスタントで適任者がいればそのスタッフを滅菌専任に据えてもよいでしょう。

STEP12 タービン、コントラなどの滅菌、パッキング

多くの歯科医院が第一のハードルとなっているタービン類の滅菌です。タービン（5倍速コントラを含む）は**ユニット1台につき2〜3本、コントラ1台につき1本**はあったほうがよいでしょう。

まずは、この12段階のステップが滅菌への第一歩です。清潔な歯科医院づくりは大変な作業です。ゆっくりでよいので、まずはじめの一歩を踏み出しましょう。

Point 4 できることから段階を踏んで滅菌を進める。

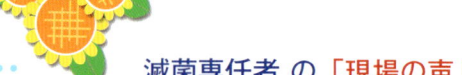

滅菌専任者 の「現場の声」

　滅菌専任として入社し、今年で3年目になります。滅菌の仕事が9割、清掃などが1割程度の仕事内容です。歯科関係の仕事に以前勤めており滅菌のことは少し知っていたのですが、滅菌の仕事って興味あるな、という感じで塚本歯科クリニックで働くことを決めました。実際滅菌の仕事を教えてもらっていると、思った以上に大変でした。一日中立ちっぱなし、滅菌器が熱い、部屋も暑い、同じ仕事の繰り返し、水や手袋で手が荒れやすい、人と話す機会が少ない、器具が多くて細かい、器具のしまう場所や滅菌の方法をそれぞれ覚えなくてはなりません。しかし、そのような状況で、塚本院長が、「暑いだろう、大丈夫？」「扇風機を買ってきた。」など声をかけてくださったり、ほかのスタッフもよく声をかけてくれます。スタッフや塚本院長が滅菌とはどのような状況なのかを理解してくれているため、非常に大変な仕事でも、続けられる理由の一つでもあります。また、こういった気遣いは塚本歯科クリニックのコンセプトである「スタッフも快適に」というのが、こんなところにも生きているのだなぁと思います。

　そして、患者さんに快適に安心して治療を受けていただくためには、滅菌は欠かせないんだという使命感です。誰でも清潔な空間で、清潔な器具で治療を受けるということを望んでいるはずです。滅菌をやっていて当たり前、という患者さんの気持ちを裏切らないように、それが信頼を築いているのだと思うとやる気がわいてくるのです。滅菌専任は裏方仕事かもしれませんが、自分がきちんと自分の仕事をすることにより患者さんがどんどん増えていっていると思うと、これも一つもモチベーションなのかもしれません。

　滅菌専任としてこだわっていることをいくつか挙げます。

　まず、オゾン水の使用。殺菌効果が高まって、導入前に比べてより充実した清潔環境を作れている気がします。さらにさまざまなものにも使え、匂いや手荒れも気にならないのがうれしいです。

　洗浄には力を入れています。塚本歯科クリニックはまず上がってきた器具をブラシで洗浄します。ブラシで洗浄した後、今度は超音波洗浄機にかけます。滅菌専任として、洗浄の工程は使命感を強くもってやっている作業です。

　そしてユニットの清拭。ただラップを巻くだけではなく、全面をアルコールガーゼで清拭してから巻いています。最初は正直面倒だなぁと思ってしまったのですが、治療中さまざまなところを安心して先生や歯科衛生士さんが触っているのを見ると、これって重要だというのを実感しました。

　滅菌は「塚本歯科クリニックの心臓部」といわれています。「心臓が止まったら、全部止まってしまう」。だからスタッフ全員で滅菌システムを大切にしてくれます。スタッフ全員が滅菌専任が動きやすいように気を遣ってくれるのも、塚本歯科クリニックのすばらしいところなのではないかと思います。

（入社3年目、20代、女性）

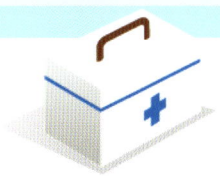

滅菌の基本

意識改革から始めよう

 滅菌に対する院長の意識

　口腔外科などに所属し、手術室で手術を行ったり、滅菌環境についての勉強を行ったりしていれば、滅菌に対する理解はかなり深いでしょう。しかし、通常はほとんど学習する分野ではないし、勤務した、あるいは勤務している歯科医院で滅菌を積極的に行っていなければ、臨床においてもあまり意識することがなかったかもしれません。

　では、何から始めればよいのでしょうか。

　これから「滅菌」を行っていくのであれば、まず変えなくてはいけないのは、実は「院長の決意」なのです。

　歯科医師の知識、意識、意志が甘いと、滅菌システムは崩壊します。滅菌をやろうとしている歯科衛生士、アシスタントはモチベーションが下がり、滅菌自体が今後できなくなるでしょう。したがって、知識、意識、意志は揺るぎないものでなければならないのです。

　そこでまず行ってほしいのは、医院の方針の一つに入れてしまうことです。

　簡単な紙で構わないので、「当院は滅菌、清潔、きれいな歯科医院を目指します！」という一文を掲げるのです。簡単な作業ですが、これが最も即効性があり効果的です。この一文を掲げることにより、これが医院内の共通認識となり、スタッフも進むべき方向を見失うことがなく、安心して滅菌に取り組むことができるようになります。何より、先生の意識に刻まれるのが最も大きな効果です（図❶）。

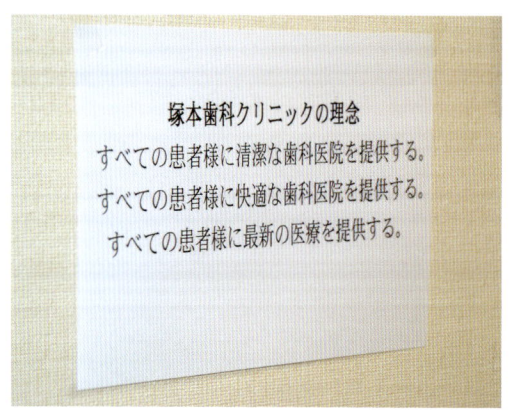

図❶　医院のコンセプトを掲げることで、医院内の共通認識ができる

滅菌に院長自身の滅菌に対する姿勢は欠かせません。スタッフに滅菌を指示するよりもまず、**先生自身の意識改革**を行いましょう。

> **Point 5** まずは滅菌に対する医院長自身の意識改革を！

はじめに、「滅菌」「消毒」「清潔」「きれい」に関する医院のコンセプトを考え、宣言しましょう。もしすでにコンセプトがあるのでしたら追加しましょう。

コンセプトとは「歯科医院の基本的な考え方」という意味です。コンセプトの宣言をはじめに行う理由は、スタッフへコンセプトを浸透させることができるからです。コンセプトのない状態で物事を始めるのと、コンセプトのある状態で物事を始めるのとでは、**コンセプトがあるほうが圧倒的に仕事の効率がよいのです。**

スタッフもコンセプトがはっきりわかることで歯科医院の方向性を理解し、どうすればよいのか、どのような提案をすればよいのか、問題点は何かを見つけることができるようになります。たとえば車を購入しようと思ったとき、購入意欲のないときは広告や車の販売店を見てもさまざまな情報を見過ごしてしまいますが、購入すると決めたとたん、車に関する情報がどんどん目に入ってくるようになるのと同じです。**知らず知らずのうちに、自分から必要な情報を探すようになるのです。**

また、滅菌は誰が行っていくのかも、あらかじめ計画を立てておく必要があります。後述しますが、歯科衛生士なのか、歯科助手なのか、滅菌専任なのか。それによっても大きくシステムは異なります。

おすすめは、滅菌専任を確保することです。ユニット3台で35人以上来院するのであれば1人は必要になりますが、まずは歯科助手を中心に滅菌システムを組むことを考えてみましょう。

必要なら歯科衛生士にも滅菌をがんばってもらってもよいのですが、歯科衛生士は予防などで点数を稼ぐことができます。できれば点数を稼ぐことに専念してもらい、滅菌に関しては、別のスタッフにやってもらうようなシステムにするのがよいでしょう。

> **Point 6** コンセプトを宣言することで共通認識が形成される。

チームで取り組もう

歯科衛生士

　歯科医院はきれいでなくてはならないという意識は、歯科医師よりも実は歯科衛生士のほうが高いかもしれません。

　ただし、歯科衛生士はどうしても歯科医師、院長の考えに基づいて仕事を行うことが多いので、滅菌をしなくてはならないと考えていても、実際には「したくても、できない」ことが多いのです。

　したがって、先生が「滅菌を行う！」と一声かけ、滅菌歯科医院を目指すと掲げれば、賛成してついてきてくれるはずです。あるいは自ら進んで滅菌について考え始めてくれるでしょう。

　しかし、スタッフには不安があります。それは、
「自分たちの仕事が増える」「自分たちの帰る時間が遅くなる」
ということです。雇われている身であれば、
「楽をして、定時に帰れる」
このような仕事が一番よいと考えている人が多いのです。

　そこで必要になるのがチームワークなのです。院長はまずその点を意識して歯科衛生士に滅菌を進める話をするべきです。

　新規開業であれば、スタート時から滅菌を構築していくのであまりこのようなスタッフの問題は起きないかもしれません。さまざまな問題に直面する歯科医院は、これまでごく普通に診療を行ってきて、ある日を境に滅菌を進めていく歯科医院です。問題がなるべく起きないようにするためには、下準

備が必要です。

　あらかじめ**一人ひとりに院長の考え方を伝えて、それに対してスタッフはどのように思うのか、確認しておくことです。**

　「これから滅菌を進めていきたいと思っているが、どう思う？」

　もし、歯科衛生士からの返事が「YES」であれば、そのまま協力してもらいたい旨を伝えます。
　もし、「NO」であれば、どうして「NO」なのか、どうすれば「YES」とに変わってくれるのか、考えなくてはなりません。

　いきなり始めるのではなく、歯科衛生士の考えや意識を聞くのがスムーズに滅菌を取り入れるコツです。

Point 7　滅菌に対するスタッフの考えを「聞く」こと。

歯科助手

　歯科助手が医院の核になっている歯科医院も多いかと思います。
　歯科助手の経験年数にもよりますが、歯科衛生士と異なるのは、歯科治療、滅菌に対しての知識が歯科衛生士に比べて少ない傾向にあることです。おそらく、ほとんどの場合がそうでしょう。反対に、歯科助手が滅菌に高い意識をもっているのであれば、大変優秀な人材といえます。

　一概にはいえませんが、歯科助手は人によって能力差がかなりあるので、歯科衛生士とは仕事内容が異なることに注目して考えてください。

　歯科助手は通常、介助や器具の片づけなどがメインだと思います。この作業は非常に重要で、**滅菌システムを組むにあたって最初のカギとなるのは歯科助手の場合も多いのです。**

歯科助手の考えや意識なども考慮することが必要でしょう。歯科衛生士と同じように一言声をかけてみます。

「これから滅菌を進めていきたいと思っているが、どう思う？」

「滅菌」ということを理解しているかどうか、具体的に滅菌ということはどのようなことなのか、どのようなことが想定されるか、かなり忙しくなること、連携が非常に大切になることなどを話し合う必要があります。
　最初は嫌な顔をするかもしれません。しかし、もし「NO」であれば、**なぜ「NO」なのか、「NO」を「YES」にするためにはどのようにしたらよいのか、話し合いましょう。**
　重要なのは、最初に滅菌のカギとなるのは歯科助手かもしれないということです。

Point 8　歯科助手は滅菌システム導入の最初のカギとなる。

MEMO

スタッフの業務範囲（塚本歯科クリニックの例）

①滅菌専任
滅菌室の責任者。滅菌室に常在し、滅菌類の管理を行っている。すべての滅菌の工程を理解し、ほかのスタッフと連携して滅菌を行う。診療、介助にはつかず、滅菌のみを専門に行う。

②滅菌歯科助手
主に滅菌を行うが、歯科衛生士の手が回らないときなど、介助につく場合もある。滅菌のすべてに加えて、歯科治療の知識も必要で、滅菌を含めた治療の流れ、工程を理解する。滅菌専任、歯科衛生士と連携が重要。全体の人の流れをよく理解する必要がある。院内の清潔環境にも目を配る。

③環境管理スタッフ
滅菌を含めた医院の清潔環境を維持する。歯科助手としての仕事も行う。医院全体をよく把握し、院内の清潔な環境が保たれているかを管理する。

滅菌専任

　ユニットの数によっては、滅菌専任が必要になります。ユニット3台の歯科医院が一般的に多い診療体制だと思いますが、ユニット3台であれば、滅菌兼歯科助手が必要になるでしょう。当院の場合も、滅菌開始当初は歯科助手を滅菌専任の肩書きに変えてシステム化を行いました。

　軌道に乗ってくると、患者さんが増えてきます。そのときは、さらに歯科助手を1人増員しました。その際、「滅菌専任」という肩書で募集をかけました（最も効果的だった媒体はハローワークでした）。

　また、結構ハードな仕事なので、あまり協調性のない若い方や、ご高齢の方ではなかなか仕事がはかどらないかもしれません。

　清潔にすることに対して意識が高く、体力に自信がある人が理想的です。当院では、ユニットを5台に増やしたときには、滅菌兼歯科助手では手が足りなくなり、とうとう滅菌専任を作りました。ユニット3台は滅菌兼歯科助手、5台で滅菌専任と考えるとよいでしょう。

　滅菌は本当に大変な仕事です。滅菌のシステム化が進んでくると滅菌システムは医院の「心臓部」になります。**滅菌ができなくなっては医院のすべてのシステムが止まってしまいます**。したがって、きちんと仕事ができることだけではなく、仕事に対する意識が高く、責任感が強く、なおかつ体が健康であることも重要です。

> **Point 9** 滅菌専任に要求されるレベルは非常に高い。

受付スタッフ

　受付も滅菌に大きく関係してきます。患者さんの受付がこれまで予約制でなかった歯科医院は、**ぜひ予約制にしましょう。**

　予約制でなければ滅菌は不可能です。1日何人の患者が来るかわからない、どの時間帯が一番混むのかわからない、という状態では滅菌を計画的に行うことができません。また、どのくらいの量の器具やタービン、治療用バットの数、ディスポーザブル製品の量が必要かわかりません。

　予約制によって1日の治療の流れ・状況がわかれば、スタッフは何時にどの滅菌の準備が必要か、時間帯によって不足しそうな器具の準備を予測して行うことができます。予約時間の目安ですが、10～15分を一枠として作るのがよいでしょう。参考までに、当院の予約時間は消毒だけなら10分、インレー形成40分、埋伏抜歯50分、スケーリング40分、などです。

　少し長い？　と思われる先生もいらっしゃるかもしれませんが、時間に少し余裕をもって対応できるほうがよいのです。

　時間がもったいない、と思わず、先生の考える時間よりも5～10分程度長めに組んでいくのがよいでしょう。

　予約の時間を余分に確保するのを忘れないようにしてください。

　すでに予約制で組んでいた歯科医院は、時間の見直しをしてください。治療前の準備、治療後の片づけ、合わせて5分は確保したほうがよいでしょう。

　受付のシステムを見直すにあたって心配なのは、1日に診る患者数が減るかもしれない、ということでしょう。患者数が減れば1日の売り上げにダイレクトに響きます。最初はやはり下がった感じがするかもしれません。

　しかし、滅菌のシステムが軌道に乗ってくるとスタッフの動きがよくなり、**結果的に今まで以上の患者さんを診ることができるようになる**のです。さらに患者さんの質が上がり、患者さん1人あたりの単価が上昇するため、同じ患者数でも売り上げは伸びていくのです。

Point 10　滅菌のために予約制にし、時間を長めに確保する。

歯科技工士

　歯科技工士にも滅菌を徹底する必要があります。患者さんの口の中に入るものを作るわけですから、ふだんの食事と同様に清潔を意識しなくてはなりません。さらに、歯科技工士は患者さんの口に入っていたものも取り扱います。したがって、患者さんの体液やばい菌から自らの身を守る必要があるわけです。

　患者さんの義歯、患者さんの口から取り出した印象材、まずはそれらをどのように清潔にしていくか、そして、技工物を作った後は、それを清潔にするためにどのように処理していくのか、こちらも考えていかなくてはなりません。常にほかのスタッフと話し合い連携を深めていきましょう。

　C型肝炎は、歯科技工士の罹患率もかなり高いといいます。歯科技工士こそもう一度、滅菌について見直さないといけない部門といえます。

・常にきれいな技工室で、きれいなものを作る心
・患者の口に入るものを扱うという心

これらの「心」を忘れてはいけないのです。

> Point 11　技工物を扱う歯科技工士も滅菌を意識する！

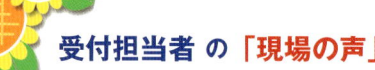

受付担当者 の「現場の声」

　塚本歯科クリニックの受付として働くようになり、10年ほどになります。この10年、滅菌を積極的に行う以前から現在まで、ずっと滅菌システムの成長を見てきました。

　滅菌システム導入前は、受付である私も時間があれば器具の片づけをしたり器具の消毒を手伝ったりしていました。昔は受付の裏に滅菌コーナーがあったため、歯科衛生士さんの手が空いていないと「器具の洗浄お願い！」と呼ばれたものです。多くの患者さんを診療するために、アポイントの時間もあいまいで、空いているところに詰め込むような予約の取り方でした。滅菌や清掃、清拭の量もずっと少なかったので、次の患者さんをお呼びするのも現在と比べると非常に短い時間でした。

　世代交代や改装を経て滅菌システムができ始めると、まず滅菌専任がいてくれることで、受付は受付業務に専念することができ、患者さんへの対応が迅速に行えるようになりました。アポイントも10分単位になり、最初は急患や時間のやりくりに非常に苦労しましたが、徐々に急患の対応や時間への対応もきちんと決められてきて、その問題も短期間で解決しました。

　滅菌システムにおける苦労は、受付はほかのスタッフと比べるとわずかなものかと思います。滅菌を進めるにあたってはスタッフの負担は大きくなります。その反面、スタッフが滅菌をやることによって自信をもって安心して働いているのがよくわかります。

　患者さんに対してもメリット・デメリットがあると感じます。受付としては患者さんがお帰りになるときに「ここは本当に綺麗ね」「ここまできちんと滅菌しているのすごいわね」と言われると滅菌というのは患者さんが安心して治療を受けるのに必要なことだな、だから患者さんは塚本歯科クリニックに安心して通ってくれている、とよく思います。その反面、時間で区切って治療を行うため、1日に診療できる患者数が限られてしまうことがデメリットではないかと感じます。本来、来院を希望するすべての患者さんを受け入れるべきなのですが、現在通院中の患者さんに安心して治療を受けていただくために、どうしても以前のような予約の取り方ができず、やむなくお断りさせていただくことが出てきます。塚本歯科クリニックに来院したいという患者さんをお断りするのは、本当につらいです。しかし、今後はさらに滅菌システムを向上させ、より多くの患者さんを受け入れることができるように受付のシステムもそれに合わせて進化させたいと思っています。

（入社10年目、30代、女性）

基本は清潔な歯科医院づくり

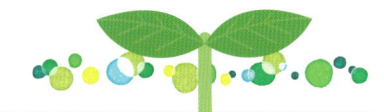

「滅菌が重要」ということがいわれていますが、何度も書いているように完全に滅菌するというのは一般開業医では不可能です。したがって、現在の歯科医院でできる最高に清潔な状態をつくる、ということが重要です。そのために、それぞれをよく理解し、医院でできることできないことを考えて整理した滅菌システムづくり、さらには清潔な歯科医院づくりを行っていく必要があります。

ここでは、滅菌の初心者にもわかりやすく「きれいにすること」について、複数の視点から解説します。滅菌システムの構築にお役立ていただければと思います。

なお、「殺菌」という言葉もありますが、これは滅菌、消毒を含む広義の意味と認識されており、本書では分けて考えていきます。

🍀 滅菌（sterilization）

病原性の有無を問わずすべての菌を死滅させるか、除去すること。

いわゆるばい菌、ウイルスがまったくついていない状態のことです。歯科医院では、高圧蒸気滅菌器、ガス滅菌器などにかけられて滅菌されたもの、ということになります。観血的処置や手術などの器具などが代表的です。

滅菌ができる機器は、下記のような種類があります。

1）高圧蒸気滅菌器

　　オートクレーブとも呼びます。歯科医院で最も多く使われています。比較的短時間で滅菌完了できるものもあり、滅菌を行っている歯科医院では最も重宝します。

2）EOG 滅菌器

　　エチレンオキサイドガス（EOG）を使用して滅菌を行う方法です。熱に弱い物品（プラスチック製品、ゴム製品）は、高温となるオートクレーブは使用できないため、この滅菌法で処理します。取り扱いには専門の特定化学物質等作業主任者という資格が必要です。

3）プラズマ滅菌器

　最近注目されている新しい方法です。低温、低湿で滅菌でき、ハンドピースを含めた歯科用器具の多くに使用できる理想的な滅菌器です。しかし、本体の値段、大きさ、ランニングコストの面からまだまだ個人の歯科医院に導入するにはハードルの高いシステムです。

> **クラスＢ滅菌器とは？**
>
> 　滅菌を始めた先生であれば、一度は耳にしたことがあるでしょう。「クラスＢ滅菌器」とはいったいどんな滅菌器なのでしょうか。
>
> 　クラスＢとはＡ、Ｂ、Ｃとクラス分けされているわけではなく、ヨーロッパで規定されている基準のことを指します。ＮとＳとＢのクラスがあり、クラスＮは重力置換式（空気と蒸気の比重を利用する方法でパッキングしてあるものには不向き）、クラスＳは陽圧パルス脱気式オートクレーブ（高圧の蒸気の注入を繰り返す方法）、そして、クラスＢがプレバキューム式（真空状態を作り出して隅々まで滅菌が可能）を指します。この中でクラスＢ滅菌器というのはパッキングされた中空器具の滅菌が可能なため、歯科で重要なポイントであるタービンハンドピースの内部の滅菌まで可能なことを意味します。そのため、クラスＢが現在ではキーワードのように使われています。
>
> 　大阪で開業されている福重真佐子先生が提案する開業医におけるハンドピースの滅菌に適した滅菌器の条件は次のとおりです。ぜひ参考にしてください。
>
> ①きちんと中まで滅菌できる
> ②滅菌サイクルの時間が短い
> ③サイズがコンパクト
> ④本体価格、ランニングコストがともにリーズナブル
>
> 　【参考文献】福重真佐子：歯科用ハンドピースの滅菌にクラスＢは必要なのか．
> 　　　　　　DentalDiamond．38（1）：158-160，2013．

　滅菌器には以上のような種類があり、ステップ12（P.13～15）をクリアするためには、ぜひクラスＢ滅菌器を導入する必要があります。クラスＢ滅菌器はさまざまな種類が出ています。価格、滅菌サイクル時間、設置場所などを踏まえて、設備の導入を検討してください。

消毒（disinfection）

　対象物に存在している病原性のある微生物を、その対象物を使用しても害のない程度まで減らすこと、または病原性微生物の能力を減退させ病原性を抑えることです。歯科医院では、ホルマリンガス殺菌器、アルコール消毒、煮沸消毒などが含まれますが、滅菌と違ってすべての菌が死滅しているわけではないので注意が必要です。

　現状の歯科医院ではどうしても滅菌できないものは、せめて消毒レベルまではしておきたいところです。消毒レベルまでしておいたうえで、きれいになっていますという状態を患者さんに示すことが大切です。

 清潔・きれいであること

　本書で最も大切にしているものです。対象物に汚れなどがついていない状態、新品の状態、非常に衛生状態がよいこと、衛生的なこと、患者さん以外に触れていないこと、を指します。つまり、ばい菌は付いているかもしれないが、一般的にきれいに保たれているということです。やはりばい菌がついていると考えると、「滅菌が必要」と思ってしまいがちですが、一般開業医においては「完全な滅菌は不可能」と考えると、どこでこの清潔のラインを引くかが課題になります。

　また、清潔のラインはかなり幅が広く、出入口のスリッパ、待合室の掃除、トイレから診療室に入れば、エプロン、ユニット、技工物、滅菌器にかけられないもの、セメント類などまで多岐にわたります。**滅菌できない、消毒できないものはすべて清潔にすることを考えていく必要があります。**逆に滅菌できるもの、消毒できるものを院内でまとめてシステム化し、それ以外を清潔に保つことを考えていくのが近道かもしれません。

> **Point 12**　消毒・滅菌できないものは清潔に保つことを考える。

ここで参考にしていただきたいのが「ホテル」です。ホテルに宿泊するとき、初めに入った部屋の清潔感をイメージしてください。床・ゴミは清掃され、整理整頓され、シーツはピシッと、アメニティも新品です。滅菌・消毒しているわけではないのですが、部屋に清潔感があり、まるで新品のような気持ちよさです。このイメージを歯科医院、ユニットにも作っていきたいのです。全部は無理でも、少しずつでも近づけるよう、努力しましょう。

会議で院内の問題点を整理する

　清潔な歯科医院づくりは院長一人で行うものではありません。スタッフが中心となって行うようになるべきなのです。そのためには、スタッフが前述したコンセプトを守るために一生懸命考えてくれることが必要です。

　そのためには、院長はスタッフの発言によく耳を傾けることが大切です。なぜなら、スタッフは院長よりも院内の問題点をよく見ているからです。コンセプトが決まれば、なおさらよく見るようになります。**院長の目は2つしかありませんが、スタッフが5人いれば10の目で院内を見渡せるのです。**これほど心強い味方はありません。

　滅菌会議を開きましょう。スタッフの数が多い少ないにかかわらず、きちんと時間をとってやるほうがよいでしょう。滅菌は将来、医院の柱になります。1ヵ月に一度、会議を開くようにします。会議を開くことによって、

- 問題点の発見
- 問題点の早期解決
- 改善点の発見、改善
- 情報認識の統一

　など、さまざまなメリットや効果があります。全体の会議の議題の一つに毎回取り上げてもよいのですが、滅菌のためだけに会議という「場」を設定することも必要です。**会議で話し合うことにより、医院全体の士気が上がり、重要課題として日々注意できるようにもなります。**

Point 13　会議で話し合うことで重要性が浸透する。

会議では、次のような点について話し合っておきましょう。
①清潔な歯科医院づくりを行うにあたって現在の問題点は何か
②その問題点はどのように解決したらよいのか
③実際に変えることができるのか
④変えるとしたらどのようになるのか

表❶は、医療従事者として知っておくべき感染症と感染経路です。どのようなところに飛びやすいのか、どうやって防ぐのか、スタッフ全員で、もう一度話し合いましょう。

表❶ 感染症の種類と感染経路

HBV	血液唾液体液	接触感染
HCV	血液唾液体液	接触感染
HIV	血液唾液体液	接触感染
結核	唾液	飛沫感染
ムンプス	唾液	飛沫感染
風疹	鼻咽頭分泌物	飛沫感染
ヘルペス	唾液	飛沫感染

 「環境管理スタッフ」という使命感

　当院では新しいポジションを作って、院内の環境をチェックしてもらっています。ポジション名は「環境管理スタッフ」です。その名のとおり、院内の環境がきちんと整っているか、清掃されているか、きれいに見えているかをチェックします。**このような肩書を付けることにより使命感がわいてくるということにも期待しています。**

　当院ではさまざまな肩書を付けてリーダーを抜擢しています。これにより、責任感をもたせることができ、情報を一括で管理することもできます。

> Point 14　肩書きを与えることで使命感を持ってもらう。

環境管理スタッフ の「現場の声」

　塚本歯科クリニックに勤めて９年が過ぎました。環境管理の仕事内容として、滅菌、歯科助手、環境づくり、清掃を行っています。臨機応変にさまざまなことに対応して動くのは大変ですが、非常に楽しいです。

　９年前、歯科医院を清潔に保ち、スタッフが働きやすい環境を整えるという「環境管理スタッフ募集」を知り、興味をもちました。何よりも歯科で働きたいと思っていたのと、環境を整えるという仕事は私の好きなことだったので、スタッフの一員となり、早くも９年経ったのだと思うと感慨深いものがあります。入社した当初の塚本歯科クリニックでは滅菌を試行錯誤で進めている最中で、勉強しながらほかのスタッフと一緒に滅菌を進化させていったことを覚えています。滅菌を進めていくうちに患者さんがどんどん増えていき、基本セットやタービンの滅菌が間に合わなくなる日もできて、試行錯誤を繰り返してそのような状況を乗り越え、そのたびにスタッフ全員が成長してきたと思います。たとえば、「洗浄のために導入した食洗機」は場所の問題や時間がかかりすぎることなどから廃止し、オゾン水を導入することにより、消毒洗浄をする時間と手間がかなり削減されました。いろいろな検証もスタッフ全員で行い、滅菌できそうなものは滅菌してみたり、それで失敗するとさらなる工夫を重ねています。

　環境管理スタッフとして心掛けていることは、まず患者さんが快適に受診してくださっているかを常に気にかける、ということです。滅菌だけではなく、清潔に感じるように院内を管理することも重要な仕事だと考えています。またスタッフ全員が気持ちよく働ける環境を維持するのも大切な仕事です。そして清潔な環境を保つための院内のシステム管理も重要です。一度決めたシステムを崩さないように、スタッフ全員で維持し、新しく加わったスタッフにもきちんと伝えることも重要です。単純なことですが、滅菌の工程を間違えない、出したものは元あった場所にしまうなど、簡単なことをしっかり守ることで清潔な環境を維持できていると思っています。

　塚本歯科クリニックの滅菌はこれからもいろいろなところを変えることができると思っています。さらに患者さんが増えるのであればもっと容量の大きい高圧蒸気滅菌器の導入で回転を速くする。布製品の清潔レベルを上げていく、など改善していくことはまだまだあると思います。

　最近では清潔な環境づくりのために、患者さんに協力していただくような提案もしました。それは自分の口の中を触った手をきちんと拭いていただくことです。患者さんにも協力していただくことで、よりレベルの高い清潔な環境が作っていけるのだと思います。

　塚本歯科クリニックのさらなる向上のため、今後も努力していきたいと思っています。

（入社９年目、50代、女性）

清掃のポイント

　滅菌を目指す歯科医院として最も簡単にスタートできること、それは清掃です。「当たり前」と思われるかもしれません。しかし、案外死角は多いものです。患者さんの視点に立っていろいろ見回してみましょう。

　簡単なところの清掃、だれでも気がつくところの清掃に関しては、何も問題ありません。**ふとした時に目につくところが要注意ポイントです。**もちろん、だれもが気がつくところに汚れが残っているようでは問題外です。きちんと清掃できるシステムを一から作り上げる必要があるでしょう。普通は汚れが残っていてもおかしくないところ、その部分がきれいにしてあったらどうでしょうか。「こんなところまできれいにしている」「こんなところまで掃除が行き届いている」と思ってもらえるだけで、信頼感はアップします。

　当院の場合、大まかな清掃（駐車場、待合室、廊下など）は診療開始の1時間ほど前に専門のスタッフが来院して行います。細かい部分に関してはスタッフ一人ひとりが部門に分かれて20分ほどで清掃し、診療準備完了です。

❶ 駐車場

　駐車場は必ずチェックしましょう（図❷）。

　風の強い日や雨の日の翌日は、落ち葉やごみが落ちていることがあります。見た目もよくありません。輪留めは壊れていませんか。周囲の壁や看板は朽ちたり、崩れたりしていませんか。誘導用のラインは消えかかっていませんか。

　すべてを毎日チェックする必要はありませんが、**スタッフの中で担当を決めてきちんと確認することが必要でしょう。**

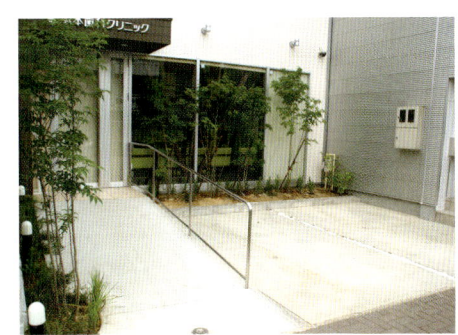

図❷　駐車場は定期的にチェック

❷ 入口・風除室

　入口は最も重要なチェックポイントといっても過言ではありません。患者さんは医院の入口のドアを開けた瞬間に、清潔か不潔かを感じ取ります。したがって、扉を開けた瞬間の入口の状態というのは非常に重要なのです。

　清掃以外に扉はガタついていないか、傘立ての中は汚れていないか、忘れ物の傘はないか。スリッパは汚れていないか、壊れかけていないか、きちんとそろっているか。スリッパ入れはすべてきれいに清掃されているか。下足入れはきれいになっているか。ポスターなどはどうでしょう。破れたり、画鋲やテープが落ちたりしていませんか。外から眺めてみて、きれいに、清潔に見えますか。

　　入口は医院の顔です。特に注意してチェックしましょう。

> **Point 15** 入口は第一印象を決める「医院の顔」。

❸ 土足かスリッパか

　当院はスリッパを使用しています。目標としている生田歯科医院は土足です。土足については生田先生の著書を読めばそのメリット・デメリットが伝わってきます。

　生田歯科医院も移転前はスリッパでしたが清潔な歯科医院づくりや経営的なメリットを考え、移転を機に土足に変更されました。当院も改装などの時に、何度か土足にする案が出ました。

　スリッパのデメリットは、「スリッパを置くスペースが必要」「靴を入れておくスペースが必要」「ご高齢の方には履き替えが大変」「靴の取り違えが起こる可能性がある」が代表的なものです。それでも当院がスリッパにこだわっているのは清潔な歯科医院づくり以外にもう1つのコンセプトがあるからなのです。それは「快適な歯科医院づくり」です。スリッパと土足を考えたとき、どちらが患者さんにとって快適なのか。ホテルに泊まるときなどを考え

ると、ホテルに到着してずっと靴を履き続けるのは日本の文化ではあまりみられません。旅館など和式の宿はなおさらです。すぐに畳に上がります。日本人には靴を脱ぐという文化があり、靴を履いたままよりも素足のほうがリラックスできるはずだと考えました。

「清潔」と「快適」。この両方のコンセプトを守るために当院はスリッパを選択し、それと同時に清潔に見える工夫や努力を怠らないようにしました。スリッパの清潔を守るために行っているのは、次のようなことです。

①紫外線殺菌保管庫に収納する（図❸）
②毎日すべて清拭する
③スリッパは4ヵ月に一度新品に変える
　（ほつれや綿の弱りが出てくるため）
④夏はディスポーザブルのスリッパを用意する
⑤風除室のにおいに注意する

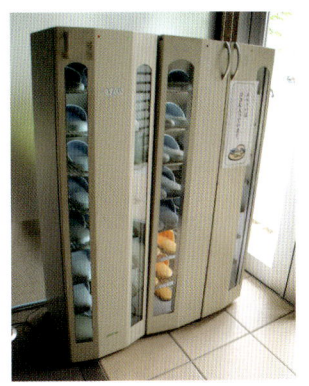

図❸　殺菌灯のついたスリッパ入れ

スリッパと土足。これが正解、という答えはないでしょう。医院や先生の考えに合わせた方法を選べばよいと思います。一つ言えるのは、スリッパは場所とコストがかかりますが、リラックスできるということでしょう。

Point 16　正解を求めるのではなく、コンセプトに立ち返って考える。

> **MEMO**
> 　患者さんによってはスリッパに気づかず土足で上がってきてしまわれる方もごくまれにいらっしゃいます。スリッパの場所がわからないか、これまでそのような習慣がなかったか。そのような方のために、当院ではスリッパの場所がはっきりわかるように入口に貼り紙をしています。自分たちでは当然スリッパを履くだろうと思っても、患者さんにとっては当然でない場合もあるわけです。問題が生じる前に対処できることは対処しておきましょう。先生一人では気づかないこともたくさんあるはずです。スタッフとのミーティングで問題を話し合うのがよいでしょう。

❹ 待合室

　扉を開けて患者さんが入ってくる次の関門は待合室です。暑すぎず、寒すぎず、適度な温度が必要です。空気も常にきれいなほうがよいでしょう。最近は空気中のウイルスを除菌してくれるマイナスイオンを放出するような業務用設置型の機器も販売しているので、設置するだけで患者さんの目からは取り組みが見てとれるでしょう。

　待合室も清掃が重要です。患者さんはおそらく20分前後はこの待合室という空間にとどまるので、**20分もの間チェックされると考えましょう**。壁紙や床のこびりついた汚れや不潔に見える箇所はないか。主婦であれば、さまざまなところに目が届くため、先生の目ではなく、(スタッフの中にいれば)主婦の目で確認してもらうのがよいでしょう（図❹）。

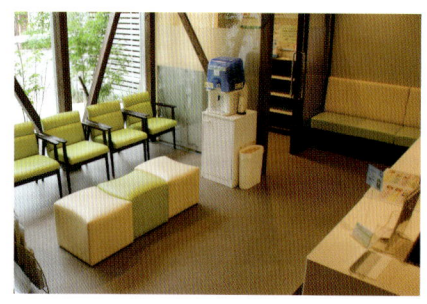

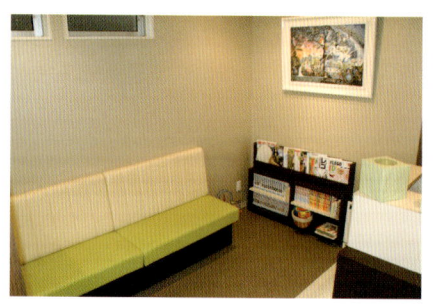

図❹　待合室の様子。患者さんに20分もの間チェックされると心得て、すみずみまで確認する

待合室で特に意識してもらいたいのは、雑誌、漫画などの出版物です。毎日きちんとおおよそ同じ位置に置いてあること、そして、捲れたり汚れたりしていないこと、漫画などで患者さんから人気のものがあれば、古くなったら同じものを買い直すことも考えたほうがよいでしょう。本が入っている入れ物も汚れやすいものです。本を手に取るときについつい目をやってしまう場所なので、きちんと毎日清掃しましょう（図❺）。

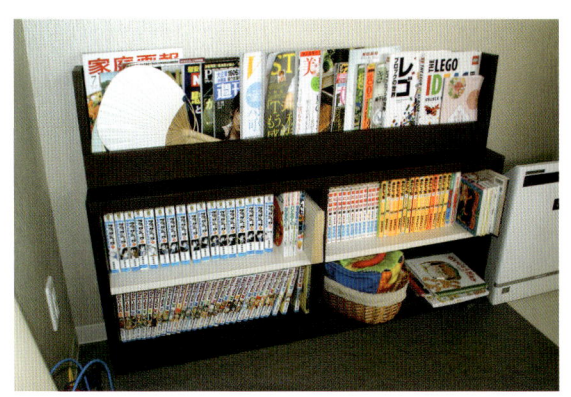

図❺　書籍も常に「きれい」に

　雑誌も最新号を置くようにしましょう。**古い号が置いてあれば、医院の目が行き届いていないか、患者さんに気を遣っていないと思われてしまいます。**もし最新号が置かれていないようであれば、雑誌の選択をもう一度見直してみるのもよいでしょう。最近はインターネット申し込みで年間購読できるものが多く出ています。定期購読の申し込みをすれば、自動的に送られてくるので、スタッフが自動的に入れ替えるシステムにすればよいのです。

　生花が飾ってあれば、葉の状態はどうでしょうか。葉の健康状態が患者さんに活力や清潔感を与えるものです。葉がしっかりとしており、健康的で生命力にあふれ、香りの出にくい草花が歯科医院には向いています。きちんと水をやり、弱々しい状態であれば、新しいものに変えたり、植物の種類を変えたりするのがよいでしょう。

　待合室の椅子はどうでしょうか。あるいは、椅子の下はどうでしょうか。ライトや通風口は汚れていませんか。飾り物や絵画があれば、上面にほこりがたまっていませんか。テレビモニターがあれば、手垢などがついていませんか。

常に清潔に、常にきれいに見えるように、常に「きれい」を感じるようにしたいものです。ときには自分が待合室に座ってみて、あたりを見回してみます。すると、いつもは見えないものが見えてきます。
　患者さんに、
「汚れているけど、病院の待合室なんてこんなもんだ」
と思われないように、
「あ、ここってこんなところまできれいにしているんだ！」
と思ってもらえる待合室を目指しましょう。

Point 17　待合室の気配りは医院の気配りのバロメーター。

❺ 受付周辺

　受付周辺は患者さんが入ってきて一番初めにじっくり見る場所です。受付の周りに物がたくさん置いてあると汚れがたまり目立ちますので、**受付の周りに置くものは最低限にとどめましょう**（図❻）。

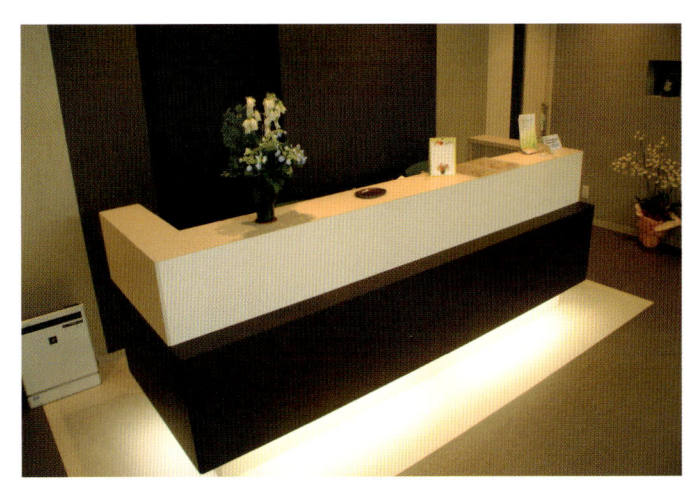

図❻　受付はできるだけシンプルに

　経営方針にもよりますが、清潔な歯科医院を目指すのであればものを置かないようにするのも考え方の一つです。なるべくものを置かないような工夫をしましょう。ものを置くということは、ほこりがたまるところが増えるということです。

　また、見え方にも工夫が必要です。客観的に見てきれいか汚いか、単純な方法ですが判断しましょう。カレンダーなどをきれいなものに変えるのもひとつの手です。

Point 18　「余計なものは置かない」が鉄則。

❻ トイレ

　トイレのきれいな歯科医院は流行る、といわれるくらい、最近の歯科医院は気を遣っているところが多くみられます。新しい医院はトイレがかなり工夫されていて、患者さんにとって使いやすいものになっています。しかし、古いトイレだからといってあきらめることはありません。きちんと手入れが行き届いている、きれいであることをアピールすることができるのです。

　まず、トイレ内から布製のものはすべて取り除くこと。布製のものは、水分を吸い取ってくれますが、さまざまな汚れが定着しやすく、汚れているイメージが強いものです。布に覆われたスリッパ、便座カバー、フロアマット、トイレットペーパーカバー、すべて不潔に感じてしまうので、取り去ってしまいます（図❼）。これで、もし汚れていればすぐに発見することができます。

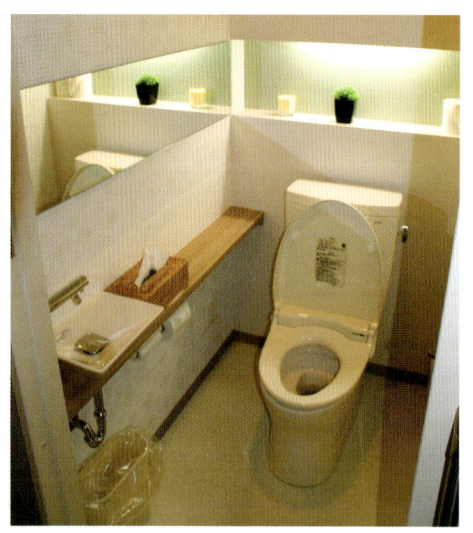

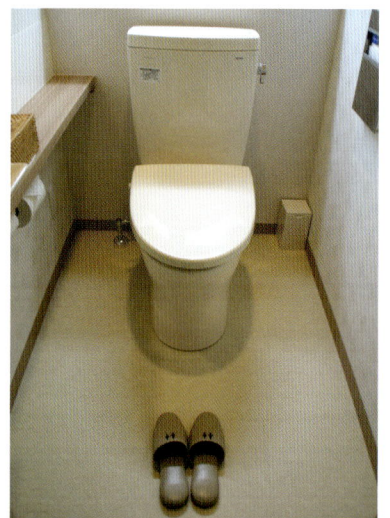

図❼　トイレの様子。汚れが付着しやすい布製のものは取り除き、汚れていればすぐに見つけられるようにしておく

　次に、汚れが定着しない代用品が必要になります。そのなかでも便座のカバーに関しては、一番気を遣ってほしいところです。そこで、さまざまな公共のトイレを使用して最もふさわしいと感じたものを使いましょう。紙製の便座シート、トイレットペーパーで使用できる消毒液など、ミーティングで話し合うとよいでしょう。

　トイレの清掃道具を見えないようにする工夫も必要です。これも不潔感が出てしまう原因となるからです。収納する場所を確保するか、トイレ以外の

保管場所に持っていくかを考えなければなりません（図❽）。

　予備のトイレットペーパーは確保しているでしょうか。無造作に置いていませんか。置き方を工夫するだけできちんと気を遣っている感じが伝わり、清潔感も出てきます（図❾）。

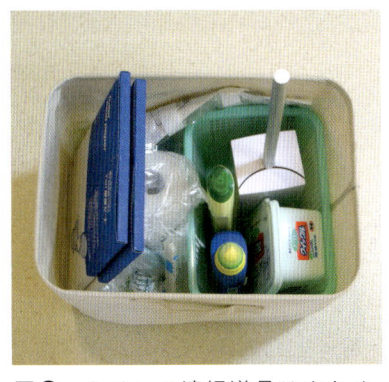

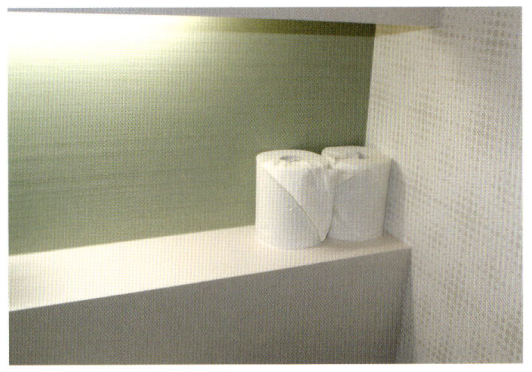

図❽　トイレの清掃道具はまとめ、見えないところへ収納する

図❾　予備のトイレットペーパー

> **MEMO**
> 　「ファイヤーホールド」をご存じでしょうか。トイレに入るとトイレットペーパーが三角に折ってあって、取りやすくなっている、あれです。本来は「掃除が終わっています」というサインなのですが、最近ではマナーのように折られている場合もあります（図❿）。
>
> 図❿　ファイヤーホールドを施したトイレットペーパー
>
> 　常に折られている当院では、患者さんから「いつもトイレットペーパーが三角に折ってあって感激します」というご意見をいただいたこともあります。賛否両論ありますが、歯科医院では、「ファイヤーホールド」が施してあるほうがよい印象をもってもらえるようです。

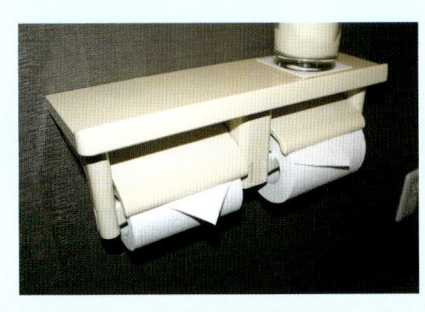

トイレが詰まったときの対処法は決められているでしょうか。患者さんといえども、歯科医院のトイレは公共のトイレと同じで、思いがけないものを流され詰まってしまうこともまれにあります。そのような場合、だれがどのように対処するのか決めておいたほうがよいでしょう。いわゆる「スッポン（ラバーカップ）」を常備しておかなくてはなりません。最近はスッポンの使い方を知らない若い人もいるようなので、一度見せておくとよいかもしれません。

　患者さんの出入りが多ければ、やはり便器の周囲を汚してしまう人も出てきます。自分できれいにしてくれればよいのですが、そのまま放置される場合も少なくありません。常に監視しているわけにはいかないので、患者さんからの報告で気づくことも多いものです。その場合もやはり迅速に対応する必要があります。

　手袋をはめて周りの汚れをトイレットペーパーで拭き取り、便器に入れます。そしてトイレ用洗剤で周りを再度拭き直し、便器を水洗する、という流れになります。

　なお、当院では常にきれいにしておくために、患者さんが入るたびにチェックをして管理するという案も出ましたが、患者さんにとってあまり気持ちのよいことではない、ということで案だけで終わったこともありました。

> **Point 19** トイレへのこだわりが医院の印象を大きく変える。

❼ 洗口場

　水気のあるところは汚れが付きやすいものです。つまり、待合室の洗口場は汚れやすく目立ちやすいところでもあります。したがって、最初に汚れにくい洗口場を作ることがもっとも近道なのですが、洗口場に改装なり改造なりを加えることが難しいのであれば、**常に清潔にしておくことが重要です**。そして、**汚れやすいものを置かないというのもひとつの手です**。

　コップも紙コップにする、ごみ箱をふた付きのものにして中が見えないようにする。蛇口のハンドル部分も周りも水がしたたり落ちていたり、水が飛び散っていたり、洗面台の材質によっては劣化が早かったりしますので、自動で水が出るようなタイプに変えてハンドルを失くしてしまうのも一法です。布のタオルは不潔感がありますので、ペーパータオルがよいでしょう。

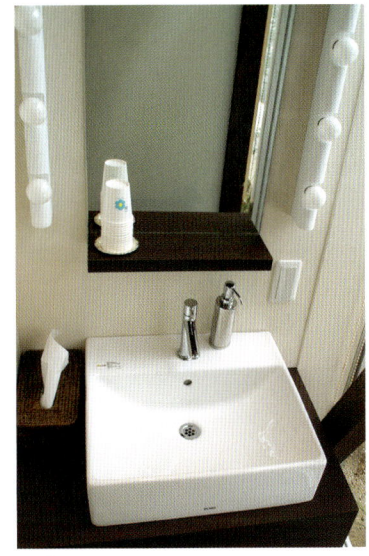

　鏡は水が飛ぶと水垢として残ってしまいます。洗口場では歯を磨くこともあるので、磨いたとき飛んでしまう飛沫が鏡につくと目立ってしまいます。鏡が汚れているとかなり目立ちますので、鏡は常にチェックするようにしましょう。

図⓫　洗口場

Point 20　改装しなくても工夫次第で清潔感を保てる。

❽ 診療室通路

　通路には何もないのがもっともよいのですが、最初はそれを心掛けていても、いつの間にかものが増えてしまい、結局大きいものは通路にはみ出してしまうことがあります。**大きいものは上にも埃が乗りますし、下にもほこりがたまるので要注意です。**また、通路は患者さんの目に触れる場所ですから、きちんと掃除するようにしましょう。当院で通路に設置せざるを得なかったものは、レーザー、根管治療のカート、ガチャポン、ノートパソコンとプリンタを乗せるカートなどです（図❷）。特にレーザーや配線の多いパソコン関連機器など電気を伴うものはほこりがたまりやすいので注意が必要です。

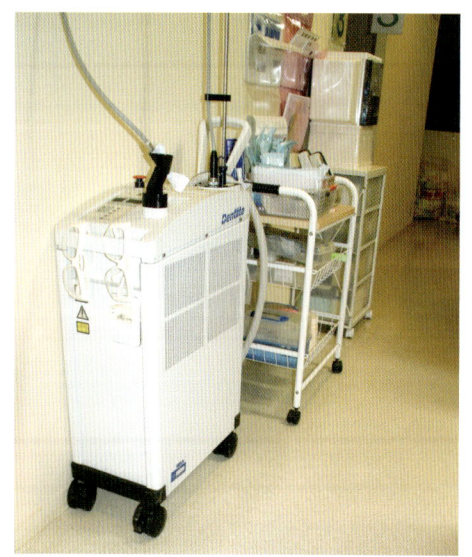

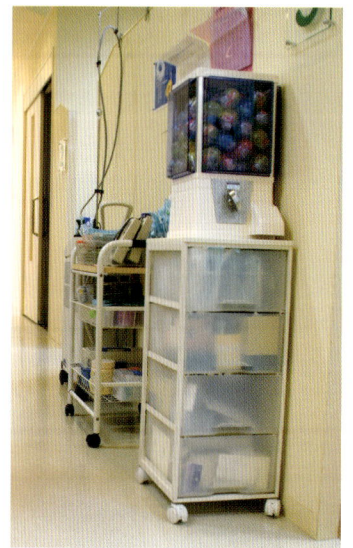

図❷　やむを得ず通路にものを置く場合は、常に患者さんの目に触れることを考慮してきちんと掃除をすること

Point 21　通路は常に患者さんの目に触れることを忘れずに。

❾エアコン

　患者さんがチェアーに座った際にもし時間があれば、さまざまなところを見るでしょう。エアコンもその一つ。天井に埋め込まれたタイプのエアコンを採用している医院は多いと思います。**エアコンのフィルターと通風口の状態がどうなっているのかきちんとチェックしましょう。**

　月に一度はフィルターの掃除、そして、同時に通風口もはたきで汚れを取るようにします（図❸）。

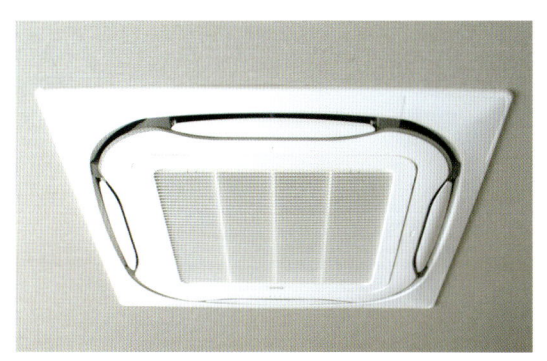

図❸　エアコンのフィルター、通風口の汚れに注意

Point 22　チェアーから見た患者さん視点で考える。

❿ その他

　飾り物にはほこりがたまります。**とくに大きなものや複雑な形のものはほこりがたまりやすいものです**。静電気を帯びやすいものや電気コードやプラグなどもほこりを寄せつけやすいので、注意が必要です（図⓮）。患者さんが座ったときに目に入る範囲に置いてあるのであれば、気をつけて清掃しましょう。

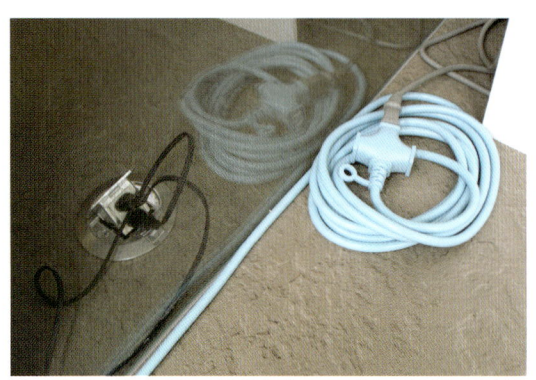

図⓮　電源プラグや束ねたコード類にもほこりがたまりやすい

Point 23　ほこりがたまりやすい箇所を考えながら清掃する。

スタッフの連携と意識の統一

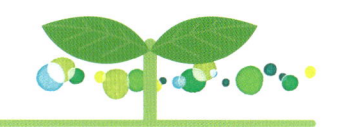

　清掃は個々の意識や習慣で十分問題なくできるでしょう。しかし、消毒や滅菌、そして診療中の清潔域、不潔域については、スタッフ全員の意識と連携なしでは進められません。きちんと進めていくための基本的な考えを示していきます。

　当院で常に意識していることは、患者さんに対して、
「あなたのお口の中に入るものはすべて清潔なものです。滅菌されているか、ディスポーザブルのものを使っています」
「あなたの体に触れるものはすべて、ディスポーザブル製品か汚れのないきれいなものです」という考えです。

　連携で大切なのは、どこまでがきれいで、どこまでがきたないと考えられるのかをスタッフが理解していること。きれいであること、そして、きたないことではなく「きたないと疑うべきところはどこか？」ということ。患者さんから見て、「そこって、きたないんじゃないの？」「それって、きたないんじゃないの？」と思われるところは、すべてきたないと疑うべきです。また、患者さんの唾液や血液が飛んでいる、付着していると想定されるところも、すべて不潔域になります。

> **Point 24** きれい・きたないを「考える」ことが肝心。

❓ 清潔・不潔　診断クイズ（→答えは51ページ）

　写真には、治療後のユニットの様子が写っています。このうちのどこを新品と交換し、どこを清拭すれば、「清潔」に戻すことができるでしょうか？考えてみましょう。

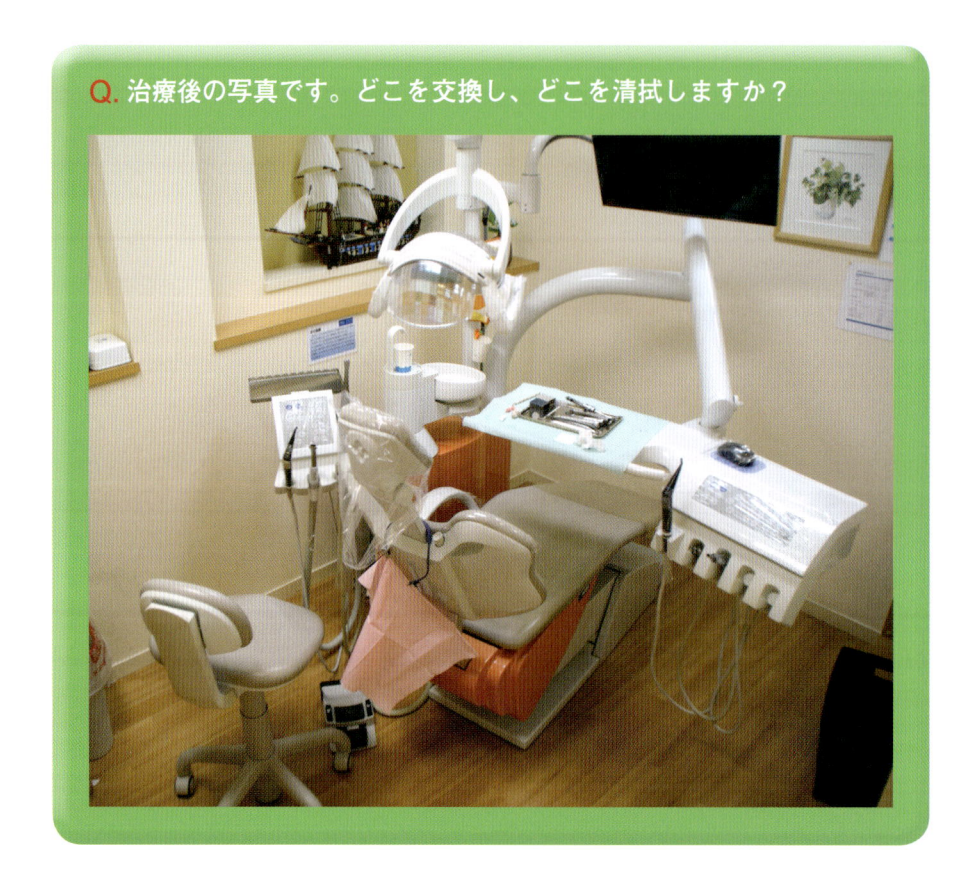

> **Q.** 治療後の写真です。どこを交換し、どこを清拭しますか？

（考え方）

　もちろんすべて無菌が理想的なのですが、前記したように、「滅菌」「消毒」「清潔」「きれい」をきちんと理解することが必要です。**だれかが素手で触ったものはすべて汚れてしまったもの**と考えましょう。この部分が欠如していると、滅菌をはじめても混乱を招くもとになります。

　手袋の誤解の一つに、手袋していれば清潔、という考えがありますが、カルテを触ったり、マウスを触ったり、落ちているものを拾ったりといった行為は、すべて手袋を不潔にする行為です。その手袋で器具や患者さんを触っ

てはいけません。

　きれいな手袋で、普段使っている鉛筆を持ったとします。あるいは、カルテを触ったとします。すると、その手はすでにだれかが触ったものを触った、ということになりますので、患者さんを触れてはならない手袋ということになります。

　カルテを触るときは、手袋を外して触ります。

手袋をわざわざ外す、という行為を徹底させましょう。

　手袋でいろいろなところを触る様子は、患者さんの目にも触れます。もっとも気をつけなくてはならない行為です。

　患者さんの唾液、血液が飛ぶと想定されるところもすべて不潔です。多くの血液が飛んでいればわかりやすいのですが、唾液は飛んでいるのかどうかほとんどわかりません。そのうえ、水と見分けがつきません。最近では口腔外バキュームを使用しているところも増えていると思いますが、それでも半径50cm程度は治療の水しぶきが飛んでいると考えたほうがよいでしょう。スタッフの立っている範囲、ドクターズツールの後ろぐらいまでは、患者さんを治療したときの水が飛んでいると考えられる範囲です。したがって、**患者さんを触ってないからセーフ、患者さんからの水分がついていないからセーフ、という考え方は間違いです。**

　また、水分のついた手袋で周りをべたべた触るのも問題です。手袋についた清潔でないものを拡散しないような工夫も必要でしょう。たとえばエックス線のスイッチ、扉の取っ手、引き出しの取っ手。これらの部分を手袋を外してわざわざ操作するのは面倒です。したがって、手袋をしたまま押せるように簡単なラッピングをすることで手間が省けます。そのような簡単な工夫についても、院内で話し合いをするとよいでしょう。

Point 25　「手袋さえしていれば清潔」は大きな誤解。

🍀 手袋の使い回しをやめる

手袋は患者さんごとに交換します。水洗いすればOK、消毒薬でこすればOKと考えている方もいるかと思います。清潔にするには、洗浄と除菌が必要です。その両方を簡単に行うことはできませんので、交換するのがもっとも楽でしょう。

現在では、素手で治療を行っている歯科医院はほとんどないと思います。しかし、手袋を使い回すところはまだ数多く残っており、手袋を患者さんごとに変えるか、変えずに使い続けるかが滅菌のスタート地点といっても過言ではありません。

手袋を患者さんごとに変えずに使用し続けるのは、
「自分のことは守るが、患者さんのことは知りません」
ということを意味します。

患者さんからの汚染は手袋を装着していれば、防ぐことができますが、手袋を変えなければ、手袋の外側は患者さんからのばい菌が付着している状態です。ウイルスも付いているかもしれません。したがって、その手袋を使い続けるということは、患者さんから患者さんへ院内でばい菌を移してしまっているということになります。非常に恐ろしいことです。アルコール系の消毒剤で手袋を擦過すればきれいになるものもあります。そのようなものを使用してもよいのですが、**手袋を交換するという行為は、患者さんに清潔をアピールするポイントでもあります。**

> **Point 26** 手袋の使い回しをやめて滅菌のスタートラインに立とう。

手袋の種類も現在ではかなり出ています。サンプルをもらえることもありますので、数多くの手袋の中から医院に合う、スタッフに合う、自分に合う手袋を選びましょう。

手袋を患者さんごとに交換することで「コストがかさんで……」と心配される先生もいらっしゃるでしょう。コストよりも患者さんの安全第一！と言いたいところですが、やはりコストのことは気になります。

※手袋のおよそのコスト→100枚入り、1日4箱、1箱300円で月40箱

> **MEMO**
> 　手袋のコスト削減でやってはいけないことがあります。それはインターネット通販の価格とディーラーさんの価格を比較することです。実はインターネット通販の価格は最近では価格競争もありかなり安価になっています。人件費のかかってしまうディーラーさんと比較するとどうしても値段はインターネット通販のほうが安くなってしまいます。その弱みにつけ込んで「インターネット通販の価格が○○円だからディーラーさんももっと安く！」と値切ってはいけません。ディーラーさんは人が動くことによる信頼で仕事をしています。したがって価格のことを言われると身を削られる思いなのです。こう考えてはいかがでしょうか。ディスポーザブル製品のようなものは通販で、機械類などの保証が必要なものはディーラーさんに任せる。そのことを理解してディーラーさんとインターネット通販を使い分けていくのが賢い経営者といえます。

〈48ページのクイズの答え〉

　■が交換、　■がしっかり清拭

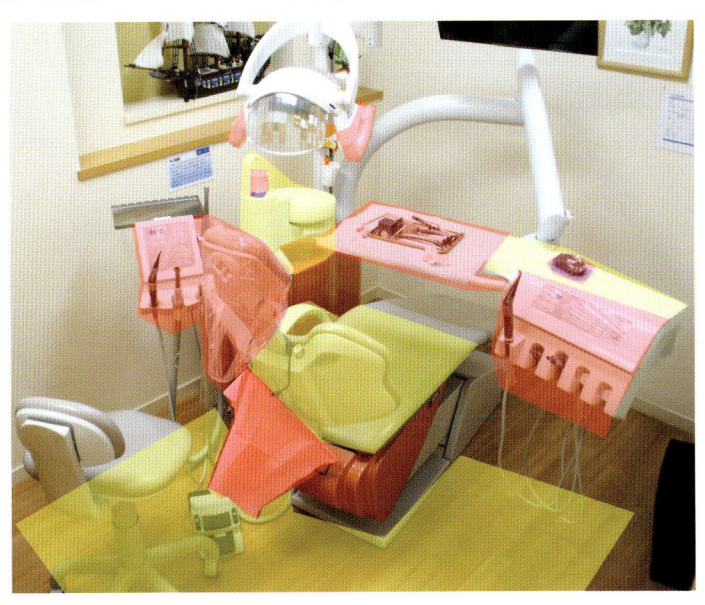

🍀 水に対する「清潔」意識

　医療機関として、水の清潔に対する意識も必要でしょう。もちろん無菌状態を作ることは大変なので、患者さんが安心して治療を受けられる消毒というレベルが必要です。

　現在は院内の使用水に対してさまざまな消毒システムが販売されており、ユニット自体に消毒システムが付いているもの、院内の水を一括して消毒できるシステムになっているものなどがありますが、なかなか高額でそのためにユニットを買い替える、設備投資をするということも難しいでしょう。

　当院の場合は、2つの消毒システムを使用しています。
　1つは消毒室の水です。これは「オゾン水」を使用しています。価格は20万円前後とかなり値が張りますが、消毒効果、コストパフォーマンスを考えて当院ではオゾン水を選択しました。選択したオゾン水生成器は「pico（荏原実業）」（図❶）です。

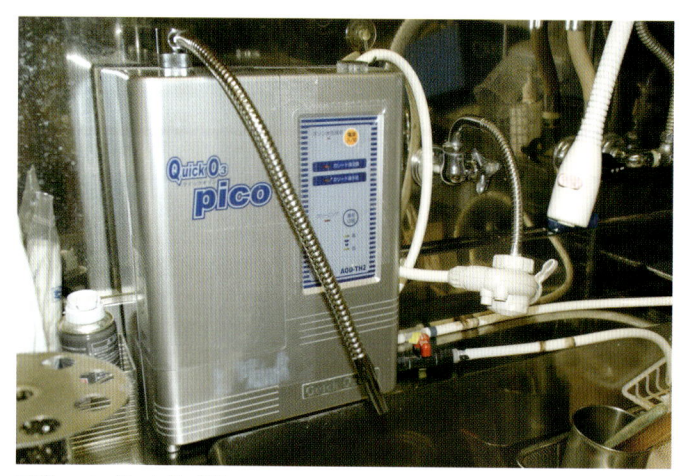

図❶　オゾン水生成器

　ここではオゾン水のメリット・デメリットについては深く取り上げませんが、残留性が少なく洗い流しの手間が少ない、口腔内で使用しても味覚などへの影響がない、手荒れなどを起こさない、体内に入っても害がない、などの理由から、当院ではこのオゾン水を選択し、器具の洗浄や傷口の洗浄に用いています。殺菌効果も高く、菌に対する効果も実証されています（表❷）。

表❷　オゾン水による殺菌効果

試験菌	試験液 オゾン水濃度		残存生菌数（CFU / Plate）				
			5秒後	15秒後	30秒後	60秒後	90秒後
黄色ブドウ球菌	2ppm	6.0×10^5	1	1	-	-	-
MRSA	2ppm	6.0×10^5	8	8	-	-	-
大腸菌	2ppm	3.0×10^5	-	-	-	-	-
O-157	2ppm	2.5×10^5	-	-	-	-	-
サルモネラ菌	2ppm	6.0×10^5	30	3	-	-	-
セラチア菌	2ppm	5.0×10^5	7	-	-	-	-
緑膿菌	2ppm	2.1×10^5	80	2	-	-	-
腸炎ビブリオ	2ppm	6.0×10^5	-	-	-	-	-

　もう一つはユニット内部の水の消毒です。当院では「バイオプロテクター」という装置をユニットの水道管の立ち上がりの金属部分に装着し、24時間ユニット付近の水道水に微量電流を流して水中に潜んでいるバクテリアを消毒するというシステムを導入しています。**歯科医院でもっとも重要なものは水です。**水についても消毒を意識して清潔な医院づくりを行いましょう。

> Point 27　医療機関として水への清潔意識は不可欠。

🍀 スタッフや歯科医師の服装、清潔感の感じさせ方

　医院の清潔な取り組みのなかで、ドクタースタッフの身だしなみも忘れてはなりません。

　「メラビアンの法則」をご存じでしょうか。人の好感や反感等の印象によって人の行動がどのように受け取られるかについて1971年にアメリカの心理学者アルバート・メラビアンが提唱した法則で、それによると「7：38：55のルール」というものがあるのだそうです。すなわち、7％が言語情報、38％が口調や話の早さなどの聴覚情報、55％が見た目による視覚が人に影響を与える割合である、というのです（図⓰）。

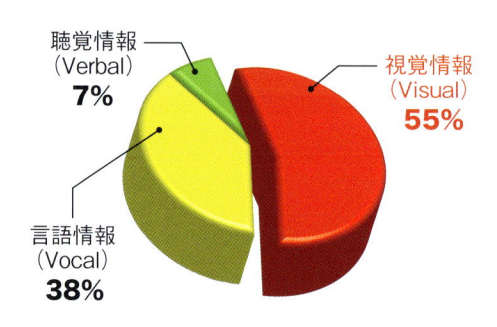

図⓰　第一印象を決める要素（メラビアンの法則）

　つまり、ドクターやスタッフが患者さんと会ったとき、**初対面で55％の印象が決まってしまっていることになります**。ですから、第一印象で「清潔感」を印象づけなければならないのです。服がきれいなことはもちろん、髪の毛や顔の印象、立ち振る舞い、女性であればお化粧も大切です。

　具体的には、次の点が大切です。
- 服に汚れが付いていないこと
- 髪の毛を含めた顔全体に不潔感がないこと
- スタッフのユニフォームの色合いが美しく統一感があること
- スタッフの髪の毛が整えられていること
- お化粧や香りが派手すぎないこと

Point 28　第一印象の「清潔感」は半分以上が視覚で決まる。

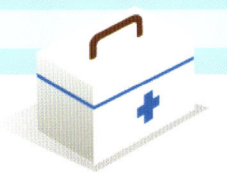

滅菌の実践

当院の滅菌システム①
基本的ルール

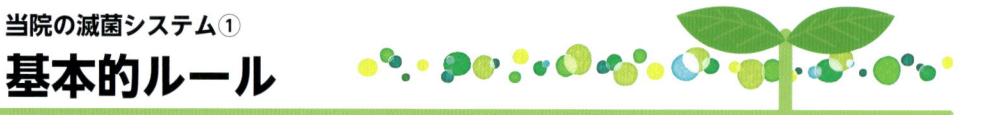

当院の滅菌関連機器

当院で使用しているおもな滅菌機器には、次のものがあります。

- 洗浄は基本的にオゾン水（除菌洗浄）を使用、手洗い
- 滅菌機材：オートクレーブ1台、ケミクレーブ1台、プチクレーブ2台（図⓱〜⓳）
- 卓上シーラー：大1台、小2台（図⓴、㉑）
- 滅菌パック：ロールタイプ大、小、シールタイプ大、中、小 用途に応じて使用。すべて個別パック包装
- 自動注油器：タービン類の油の注入（図㉒）

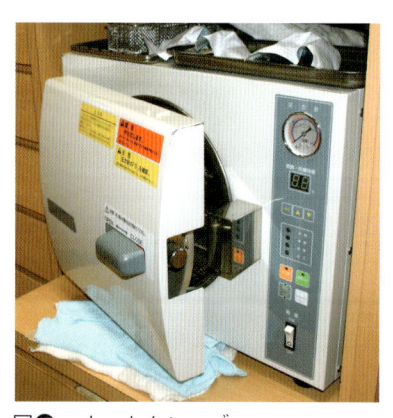

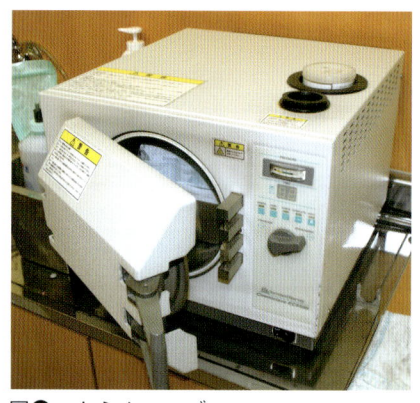

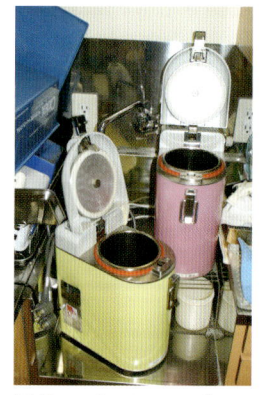

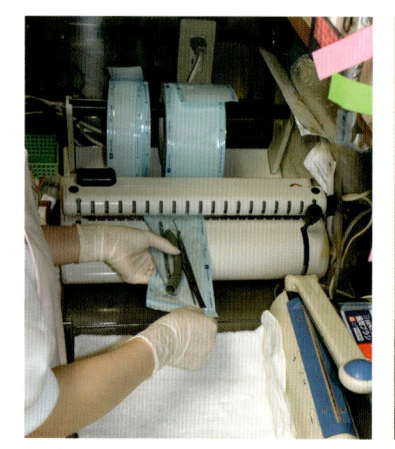

図⓱　オートクレーブ

図⓲　ケミクレーブ

図⓳　プチクレーブ

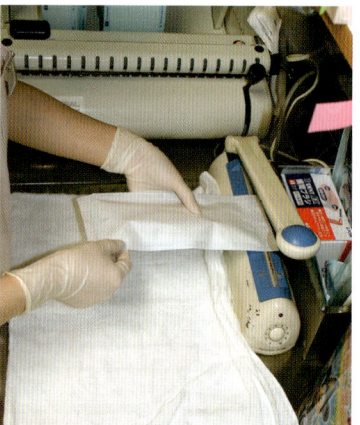

図⓴　卓上シーラー（大）

図㉑　卓上シーラー（小）

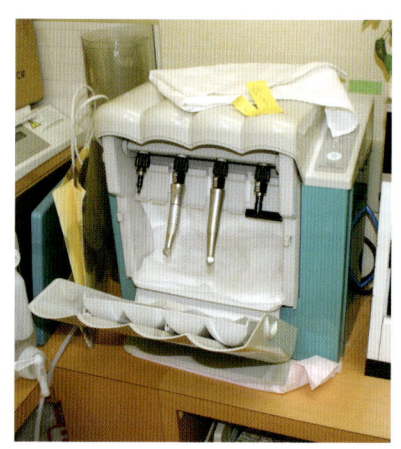

図㉒　自動注油器

🍀 当院の規模

　消毒・滅菌は、患者来院数やスタッフの数、医院の面積など歯科医院の規模によって取り組み方が異なってきます。そこで、当院の規模について知っておいたほうがよいでしょう。当院の規模（表❸）を参考にしていただければ、これから出てくる経費や必要量も比率である程度の数字を算出することができると思います。

表❸　塚本歯科クリニックの基本データ

歯科医師	3名	滅菌歯科助手	1名
歯科衛生士	5名	環境管理	1名
歯科技工士	1名	滅菌専任	1名
受付	1名	1日来院患者数	60名
ユニット	5台	自費率	40%
高圧蒸気滅菌器	大1台、小3台		
高圧アルコール蒸気滅菌	ケミクレーブ1台		

🍀 滅菌を浸透させる

　滅菌をシステム化するには、シンプルにわかりやすくほかのスタッフに伝えることができる仕組みが必要です。システム化するためにはいくつかのポイントがあります。

① **ルールを作り、紙に書きとめ、全員に浸透させる**
② **決まったルールは絶対に破ってはならない**
③ **できる限りシンプルにする**

　ということを考えてシステムを組んでいきます。きちんとノートにまとめて作っていく作業も重要です。そして、複雑な部分などはポスターなどできちんと掲示しておくことも必要でしょう。

> **Point 29**　システムはシンプルに作り、必ず守ることで浸透する。

1日1つのルールを決めると1ヵ月で20個以上のルールが決まることになります。1年で240項目以上のルールができます。膨大な数です。きちんと書いて守っていくことによって、システムは少しずつ浸透していくことを忘れないようにしましょう。

🍀 ユニットの清拭

　清拭は最も簡単な作業です。だれにでも、すぐにできるでしょう。

　清掃する部分は、ユニットやライトがメインですが、どうしてもラッピングできない部分も対象です。ホースやスピットンなどがそうです。

　清拭する方法は、消毒した布やガーゼ、ワッテなどに水、できれば消毒水、アルコールや院内で用いている機能水を浸して使います（図❷❸）。

　清掃する時間ですが、清掃する範囲にもよりますが、2分程度かかります。滅菌システム構築直後であれば、すべてを清拭するのは時間もかかると思いますので、ユニットの清拭のみからスタートするとよいでしょう。

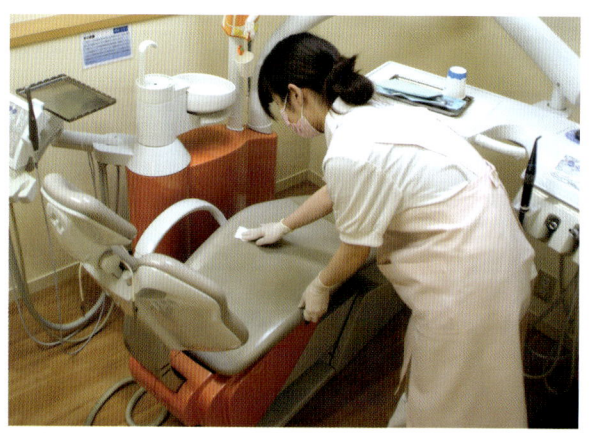

図❷❸　ユニットの清拭

Point 30　まずはユニットの清拭からスタート。

🍀 「覆う」と「かぶせる」

不潔な範囲をカバーするには、ビニール製やポリエチレン製のもので覆ってしまうのが簡便です。手間も少なく清拭する部分も減るので、時間を短縮できるでしょう（図㉔）。

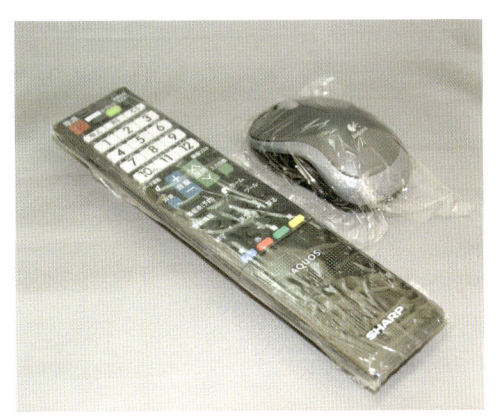

図㉔　ラップで覆ったリモコン、マウス

保護するものについて、インターネットで検索するとさまざまなものが出てきます。ビニール製やポリエチレン製の袋は既製品やオーダー商品などがありますが、オーダーのものはコストがかさみます。既製品を利用できるものがあれば、コストを下げることができるので、できる限り既製品を選びましょう。既製品の袋と併用して、当院ではラッピングにラップを用いています。ラップはそれ自体にさまざまなものにつきやすく、まとわりつきやすい性質もあるため、広げて貼るだけの部分には重宝します。ライトやユニットのパネルにべったり貼り付けたり、取っ手にぐるぐる巻きつけたりすることもできます（図㉕）。かぶせる、通すはポリエチレン袋、覆う、巻きつけるはシートをかぶせるのがよいでしょう。

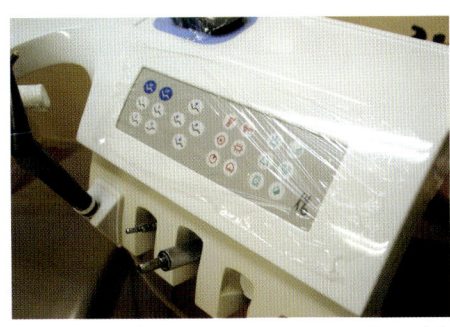

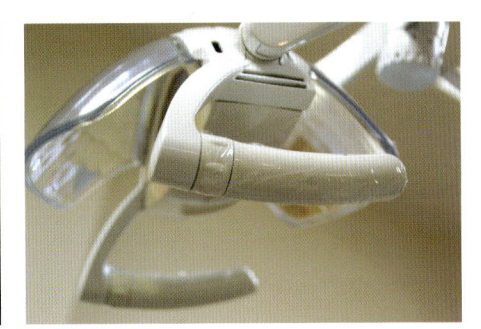

図㉕　ラップで覆ったユニットのパネル（左）とライト（右）

ただかぶせるだけで、ずれたり落ちたりしなければ問題ありませんが、ものによっては、ずれて落ちてしまうことがあります。そんなときは、テープで固定する必要があります。そのときのテープは包帯などを止めるときに使用する医療用補助テープが使いやすいです。テープとポリ袋の組み合わせは比較的用途が広く、シリンジ形状のもので細いもの、たとえばフロータイプのコンポジットレジンをポリエチレン袋に入れて使用する際、袋のほうが大きいため、そのまま使用すると余ったポリエチレン袋の一部がシリンジの先に触れてしまい邪魔になってしまいます。その時に3cm程のテープを巻きつければ、邪魔にならず、スマートに使用することができます（図❷）。

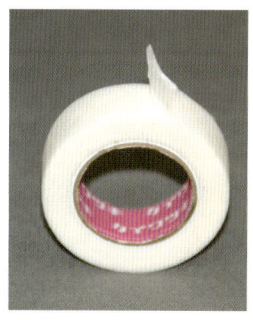

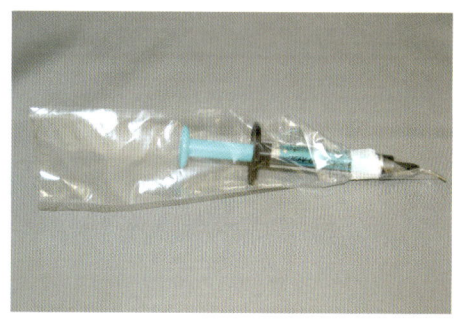

図❷　コンポジットレジンをポリ袋で覆い、テープを巻きつけて固定

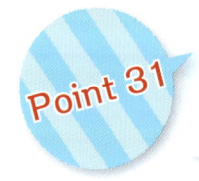

Point 31　かぶせる・通すはポリエチレン袋、覆う・巻きつけるはシートを使う。

ヘッドレストを清潔に保つ工夫

　患者さんは結構見ています。きちんと管理しましょう。方法はいくつかありますが、ここでは代表的なものを挙げておきます。

①拭き上げのみ：拭き上げのみは一番初めにできる簡単な作業です。ほかの場所と同様に、消毒した布やガーゼ、ワッテなどに水、できれば消毒水、アルコールや院内で用いている機能水を浸して使います。

②ディスポーザブルの紙製：ヘッドカバーのディスポーザブル製品の中で紙製のものは比較的安価です。しかし、ディスポーザブルだから安心と思うと大間違い。思わぬところに落とし穴があります。**髪の毛や整髪料などは紙製のものでもブロックできますが、実は汗は染み出てしまいます。**場合によってはにおいまでしみ出している場合もあるので、患者さんで汗をかきやすい人は、要注意です。終わった後に湿った感じとにおいが残ってしまう場合があり、患者さんによっては、それを不快に感じてしまう場合もあります。

③ポリエチレンの袋：**紙製よりも簡便で安く、汗なども通しません。**値段もヘッドカバーとして購入すると高価になりますが、ポリエチレンの既製品を代用することでコストを抑えることができます。

　ポリエチレン袋は少し安価に見えてしまうため、ポリエチレンの袋を代用することで安っぽさが出てしまうことを懸念する先生もいらっしゃるかもしれません。当院でははじめ、ディスポーザブルのヘッドカバーを使用していましたが、患者さんから「頭の部分が何かにおう」と指摘されました。それから代わりになるものを探し、生田歯科医院で使っているポリエチレン袋を使ってみることにしました（図㉗）。

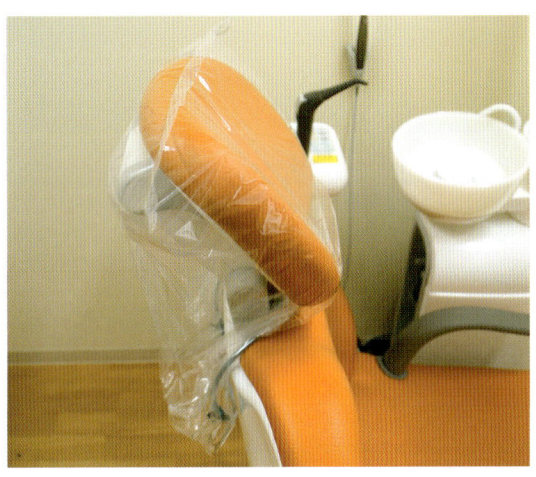

図㉗　ポリエチレン袋で覆ったヘッドカバー

　患者さんから「安っぽい」と思われるようであれば別のものをと考えていましたが、患者さんはそのようなことは気にせず、きちんと変えていることを評価してくれます。おすすめです。

Point32　身近なもの・安価なものも清潔感を保つために役立つ。

🍀 エプロンはディスポーザブルがおすすめ

　エプロンもさまざまな種類が出ていますので、いろいろ試すとよいでしょう。布製のものをきちんと洗って何度も使用している歯科医院もあるかと思いますが、通常の布製のエプロンは「交換している？」と思われてしまいますし、洗濯などにも手間がかかってしまいます。やはり、ディスポーザブルを使用するのがおすすめです。

　それと忘れがちなのがエプロンホルダーです。**エプロンを止めるホルダーにもきちんと注意を払いましょう。**滅菌の優先順位は下がりますし、エプロンホルダーまで清潔不潔を気にする患者さんはあまりいませんが、当院では滅菌できるものを使用しています（図㉘）。

　もう一つ、紙エプロンを活用しているところがあります。それはユニットのテーブル、サイドテーブルに敷物として使うということです。通常紙を敷いているか、そのままダイレクトに使用してアルコールで消毒するのが一般的でしょう。エプロンを半分のサイズに切断し、テーブルの上に敷き、患者さんごとにすべて交換するようにしています。このようにすることで簡単に清潔にでき、コスト的にもエプロンの半分で済むわけです（図㉙）。

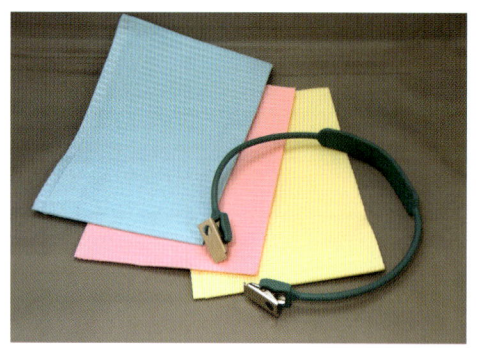

図㉘　紙エプロンとエプロンホルダー

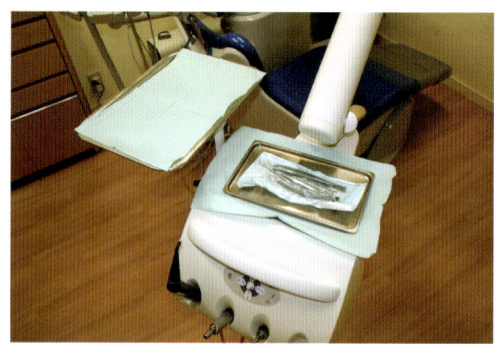

図㉙　紙エプロンをテーブルカバーに使用

Point 33　手間・コスト・効果に応じてディスポーザブルを導入する。

🍀 フェイスタオルには細心の注意を！

フェイスタオル（図❸⓪）を使用していることころも多いでしょう。普通のタオルを巻いたり、タオルの真ん中に穴の開いている専用のタオルを用意したり、ドレープや紙製のものもあるかと思います。ディスポーザブルであれば問題ありませんが、**タオル地のものは「きちんと交換している」ことがわかるように扱いましょう。**当院はきちんと棚にたたんで入れておき、扉を開けて取り出すようにしています。扉の中に殺菌のライトがついているとよいですね。あるいは、1枚ずつパッキングするのもよい方法だと思います。

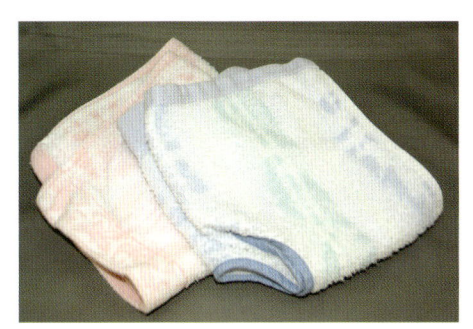

図❸⓪　フェイスタオル

フェイスタオルでいろいろなものを拭かない、ということも注意しましょう。ついついやってしまいがちなのは、口の中に入れたミラーを拭いてしまう、指を拭いてしまう、などでしょう。フェイスタオルの滅菌はかなりレベルの高い滅菌になりますので、なかなか行うことができません。よって、なるべく汚さないようにしなくてはなりません。それともう一つ、患者さんの顔を拭かないことです。とくに女性はお化粧をしていますので、拭くことによりお化粧が乱れてはいけないのです。したがって、水が顔に飛ぶとついつい拭きたくなりますが、ぐっと我慢して患者さん自身に拭いてもらうようにしましょう。ちなみに拭くものもいろいろ用意しておくとよいですね。ティッシュ、ウエットティッシュ、ペーパータオル、そして鏡です。すぐに拭いてもらえるようにしておくと患者さんも安心です。

> **Point 34**　顔に触れるフェイスタオルには細心の注意を払う。

動物占いでエプロンの色の使い分け！？

　当院では、ピンク、イエロー、ブルー、ホワイトの４色のエプロンを使用しています。このうちのピンク、イエロー、ブルーの３色は、実は患者さんごとに動物占い（個性心理学）を調べて色分けを行っています。
　動物占いで有名な個性心理学は、もともとは中国の四柱推命を現代風にアレンジした統計学です。したがって、患者さんごとに動物を調べてエプロンを色分けするのは、患者さんの性格で色分けしているといってもよいでしょう。すると患者さんの性格、考えがなんとなくわかります。患者さんの性格を知ったうえで対応を進めると話がスムーズだったり、説明に工夫を加えたり、問題が起こりにくい対応ができたりします。個性心理学については、多くの書籍やインターネットで調べることができますし、定期的に全国各地で講習会が行われています。そちらをチェックしてください。

【当院の歯科治療におけるそれぞれのグループの注意点】

ピンクのエプロンのグループ：SUN のグループ
（ライオン、ペガサス、チーター、ゾウ）
- キラキラ輝いていたい
- 弱みを見せたくない
- 一度決めたら迷わない
- 気分にムラがある

　自費の説明をした場合も自分で決めたら迷いません。何か問題が生じたときも自分の決めたことと潔く心の切り替えができます。一見頑固そうでも、心の中では歯科医院のことを信頼してくれています。

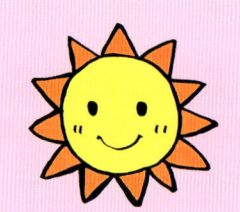

イエローのエプロンのグループ：MOON のグループ
（ひつじ、黒ヒョウ、こじか、タヌキ）
- 優柔不断
- 周りと協調したい
- 手間を惜しまない
- 頼まれると嫌と言えない
- 頑固

　スタッフや先生と仲良く、問題の起きないように治療を受けたいと考えています。しかし、一度すれちがいが生じると、一気に心が離れてしまいます。心が離れてしまうとクレームを言うようになるか、歯科医院に来なくなってしまいます。一見やさしそうでも、注意して接する必要があります。

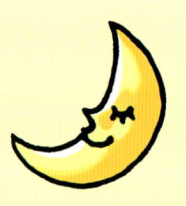

> ブルーのエプロンのグループ：**EARTH** のグループ
> （トラ、コアラ、サル、狼）
> ■ マイペース
> ■ 説得されるのは苦手
> ■ 効率重視
> ■ 自分の空間を大切にする
> 　医院の雰囲気やスタイルに流されずに、自分の考えを持っています。感情論やセールストークはあまり意味がなく、論理的、客観的に説明する必要があります。治療の説明などには費用対効果などを説明するとよいでしょう。

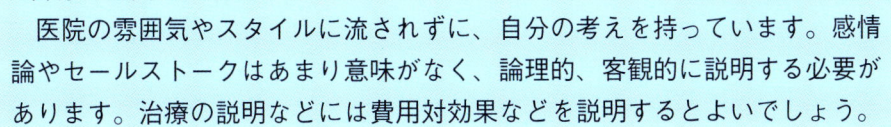

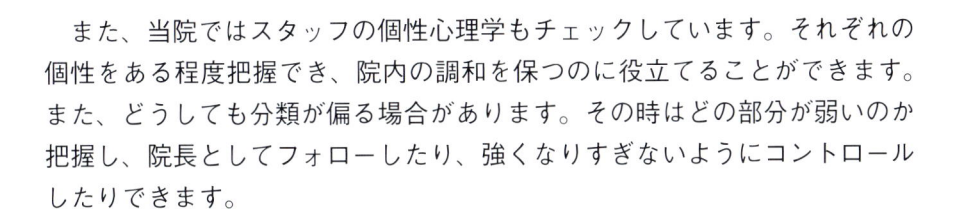

　また、当院ではスタッフの個性心理学もチェックしています。それぞれの個性をある程度把握でき、院内の調和を保つのに役立てることができます。また、どうしても分類が偏る場合があります。その時はどの部分が弱いのか把握し、院長としてフォローしたり、強くなりすぎないようにコントロールしたりできます。

　各スタッフが育ってきた環境や生活環境によって、どうしてもすれ違いや誤解が生じます。**院内で問題が起きそうなとき、「何を考えているのか」「どういう考えなのか」をお互いに理解することができれば、問題が起きる前に対応することができます。**スタッフ教育やスタッフ同士の関係にも一役買うことができます。

　SUN と MOON と EARTH はジャンケンに似た関係にもあります。

　MOON は EARTH に対して居心地がよいと感じる。
　EARTH は SUN に対して居心地がよいと感じる。
　SUN は MOON に対して居心地がよいと感じる。

　当院ではスタッフを採用するときにも個性心理学を利用し、「いまの院内はどの動物の雰囲気なのか？」「いまの雰囲気に必要な動物は？」を考えて雇用します。
・SUN は院内の雰囲気を変えてくれる人
・MOON は協調性を考えてくれる人
・EARTH は院内のシステムをきちんと遂行してくれる人
というように考えています。

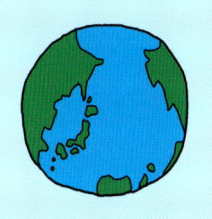

当院の滅菌システム②
診療室での流れ

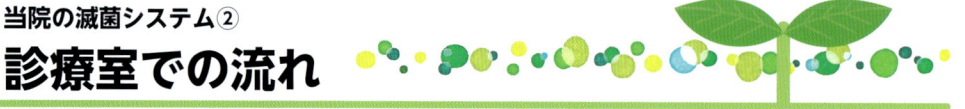

🍀 具体的な流れ（患者さんをお呼びするところから診療室から退室するまで）

❶ ラッピング、準備

　患者さんをお呼びする前に、手に触れる場所をカバーしておきます。 当院の場合はポリエチレンビニールとラップの併用で行います。すっぽりかぶせることができるところはポリエチレンビニール、面でカバーしたい場合は、ラップを貼り付けたり、巻いたりします。

❷ 患者さんをお呼びする

　診療室と待合室との間の扉を開けて患者さんをお呼びします。

　扉を開けるときに手袋をはめていてはいけません。手袋でみんなが自由に触れるものに触ってはいけません。 カルテは手に持っていてもよいですし、ユニットに準備してあっても構いません。患者さんの名前を絶対に間違えないよう注意しましょう。

❸ 患者さんをユニットに誘導

　患者さんをユニットに誘導します。

　患者さんの前を先導して、ユニットを迷わないように誘導します。ユニットに通したら、手荷物入れやハンガーなどを簡単に説明します。ユニットに座っていただくときには、**土足もしくはスリッパを脱いで上がるのか、履いたままなのか一言伝えましょう。** 面倒であれば貼り紙でもよいでしょう。

❹ エプロン

　患者さんにエプロンをおかけします。

　エプロンは細かく言えばディスポーザブルのエプロンとエプロンホルダーに分けられます。患者さんにかけるエプロンの意味は、「患者さんの服を汚さない」がコンセプトなので、エプロンは清潔に慎重になる必要はないでしょう。ユニットに誘導するという流れのなかでは、素手で扱ってよいでしょう。エプロンホルダーは、滅菌できるものが販売されていますので、当院の場合は、1日1回滅菌を行うようにしています。

白い服の方はとくに注意します。白い服が汚れないように、エプロンの下～肩にかけてタオルをさらし、敷いておきます。こうすることで、万が一、薬液が飛んでも安心です。

　また、エックス線撮影室などに移動する場合、エプロンを外すことを忘れないように。エプロンは唾液や水などが飛んでいますので、エプロンをつけたまま移動すると移動した場所に汚染が広がってしまいます。**エプロンはユニットだけで着用するようにしてください。**

❺ 問診

　患者さんにお話を聞きます。この時点では手袋はしていません。カルテやボールペン、パソコンのキーボード、マウスなども触りますが、手袋で触らないようにしましょう。このあたりから頭の中が混乱しそうなところです。**どこが素手で触ってはいけないところか手袋で触ってよいところか、どこまでが素手なのか。考えながら触るようにしましょう。**当院の場合は、マウスなどは診療中に触ることがありますので、手袋で触るときはラップをかけるようにしています。

❻ 器具の開封

　ここで手袋をつけます。テーブルの上にシートを敷いて、バットを載せます。コップをコップ置きに置きます。シーリングパックを開けます。**患者さんの目の前で行うようにしましょう。**清潔ということをアピールするとともに清潔を印象づけることができます。

❼ 口腔内診査

　診査は2人で行う必要が出てきます。診査する人と記載する人。もし人が足らないようであれば、一人二役です。手袋をした左手でミラーを持ち、口腔内診査。そして右手は手袋を着けずにボールペンを持ち記載することができます。**外の世界と清潔な世界を意識の中できちんと分けることが重要です。**

❽ 治療中

　治療中はいろいろと複雑です。外の世界と清潔な世界をどのようにつなげるかでいろいろ問題が生じます。**外の世界から清潔なものを、清潔な場所に**

移動させる場合には、「専用のピンセット」を用います。当院の場合は、口腔外科で使用していたものを真似て、滅菌したコップをスタンドに見立てて滅菌したピンセットを立てています（図㉛）。ピンセットの持ち手は汚れてもよい場所、ピンセットの先端は清潔です。ロールワッテ、ガーゼなどを移動させるのに役立ちます。

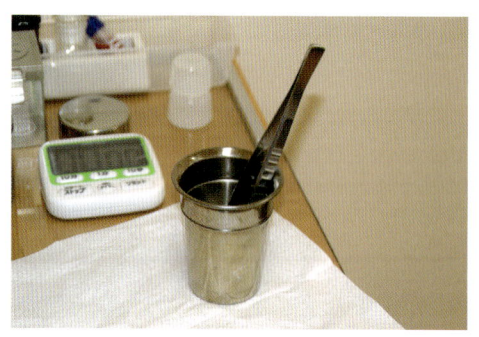

図㉛　移動に使う専用ピンセット

治療中は、歯科医師、歯科衛生士、歯科助手によって注意すべき点が異なります。

1. 治療中の歯科医師

　手袋は患者さんごとに交換です。水洗すればOK、消毒薬でこすればOK、まだ何も触れないうちならOKと考えている方もいるかと思います。**清潔にするには、洗浄と除菌が必要です。その両方を簡単に行うことはできませんので、交換するのがもっとも楽でしょう。**

　治療中、さまざまな器具を使用します。すべて滅菌できるものもありますが、なかなか滅菌することができないものもあります。きちんと頭の中で整理する必要があります。歯科医師が診療中に触りそうな場所には、次のようなものがあります。

- ライト
- ユニット
- タービンホース
- バキュームホース
- ユニットのスイッチ類
- キーボードやマウス
- 自分の服、マスクや帽子、メガネ

外のものを取らなくてはならないときは、外回りのスタッフに頼みましょう。

2. 治療中の歯科衛生士、歯科助手

　外の世界と清潔な世界をつなぐ役割を果たします。歯科医師よりも清潔領域、不潔領域を理解し、実践する必要があります。しかし通常清潔不潔の勉強をする機会が少なく実際に行うと、迷うことが多いと思います。
　「これは患者さんの口に入る清潔なもの」
　「これはすでに患者さんの口の中に入った不潔なもの」
を常に考えながら診療を介助しましょう。

3. どうしても清潔領域から外の世界を触らなくてはならないとき

　手袋をいったん外しましょう。捨ててもよいですし、取っておいてもよいです。取っておく場合にはいくつか気をつけなくてはならないことがあります。まず、外した手袋を置いておく場所。当院の場合、外した手袋は裏返しになっているので、裏返しのまま、新しいペーパータオルを敷いて、その上に乗せるようにしています（図❸❷）。そして、外した手袋をはめるときですが、表向きにし直して、空気を入れて膨らませ、装着します。

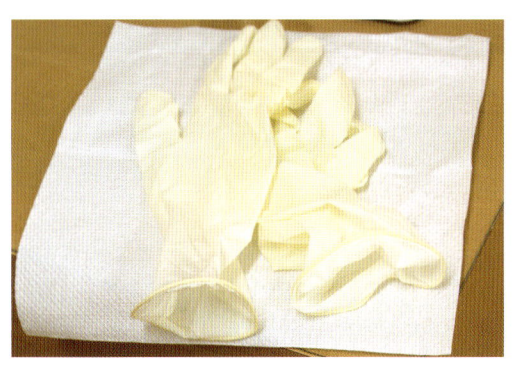

図❸❷　外した手袋は裏返しにしてペーパータオルの上へ

> **MEMO**
>
> **手指消毒について**
> 　すべての基本、手洗い。手袋をしているから手洗いはいい加減でよいわけではありません。手袋の中の手もしっかり消毒しておく必要があります。ディスポーザブルの手袋は粗悪品が混ざっていることがあり、穴が開いている危険性もあります。手袋を外した後も必ず手を洗い、アルコール性の手指消毒剤で消毒した後ペーパータオルでよく水分を取ります。手を洗うという行為はそれだけで患者さんから見ると清潔であることがよくわかる行為で、患者さんにもよくわかるように手洗いを行うことがポイントです。当院では、水のみの手洗い、消毒剤入りの手洗い、アルコール消毒用の手洗いを使い分けており、手袋も手と同様に手洗いして、消毒をすることも多いです。通常は水洗のみの手洗い、しかし汚れはないけど消毒のみをしっかりしたい場合は、アルコール系の消毒剤、そしてしっかり洗って汚れもバクテリアも流したい場合には、消毒剤入りの液体せっけんでよく手を洗います。

❾ 治療終了後

　やはり歯科医師、歯科衛生士および歯科助手、そして滅菌専任によって動きが変わります。

１．歯科医師

　まずは手袋を外しましょう。外した後は手洗いを行います。手を洗うという行為は実は重要で、水の流れる音は、清潔にしていると患者さんに感じさせます。また、**患者さんは、手を洗うという行為は医療機関としては当然行われるべき行為と思っている**ので、きちんと洗う行為を見せることはきちんと手を洗っている清潔な歯科医院であることを理解してもらえます。外した後は清潔域外の世界で活動できます。患者さんへの説明、カルテ入力、マウスなど汚れたものに触らないよう注意しながら動きましょう。

２．歯科衛生士、歯科助手

　やはり重要な役割。キーマンです。滅菌専任と協力しながら、きれいなものと汚れたもの、産業廃棄物、血液汚染などをきちんと把握して、指示を出しながら動きます。滅菌専任や歯科助手ははじめは理解できるまでに時間がかかるかもしれませんが、時間をかけミーティングを行ったり、そ

の都度チェックしたりすることで連携や知識を深めていきます。ここで注意すべきことは、やはり**不潔なもので清潔な領域を汚さないこと**。床に落としてしまうなど、せっかく清掃した場所に不潔なものを持ってこないようにすることです。

3. 滅菌専任

診療終了後に滅菌しやすいように仕分けしながら効率よく片づけていきます。簡単に破棄できるもの、できないもの、通常の滅菌ができるものできないもの、血液溶解剤に入れる必要があるもの。指示を出しながらほかのスタッフは指示に従いながら片づけます（図❸）。最初は時間がかかりますが、滅菌専任が効率よく滅菌作業を行えるように、**スタッフ全員でサポートしながら動くことが大切です**。滅菌専任の業務の詳細については、次項で詳述します。

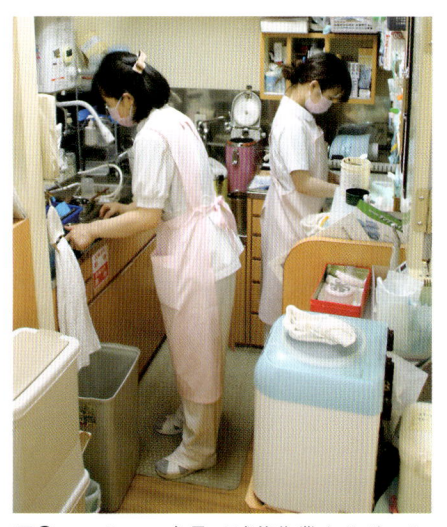

図❸　スタッフ全員で滅菌作業をサポート

❿ 次の患者さんをお呼びする

すべての片づけが終了後、ユニットを清拭し、次の患者さんをお呼びする準備に入ります。

Point35　清潔域・不潔域を区別し、頭の中で整理しておく。

治療終了後の滅菌の流れ

治療が終了してから次の患者さんを迎えるまでの間に、滅菌を行うのは滅菌専任をはじめとするスタッフです。ここでは、ケースごとに滅菌の流れを見ていきましょう。

❶ 基本セット

オゾン水洗
・ブラシで水洗。スポンジも使用（図㉞）
・咬合紙やセメント類などがついていないかを確認

↓

つけ置き
・ミラー、ガラス練板、バット

↓

超音波洗浄
・5分間
・基本セット、バー類（一部除く：サビ、セメントがついていたら金属ブラシで取る）
・ザルを使用（紛失予防）

↓

水分をふき取る
・滅菌済みのタオルを使用（図㉟）

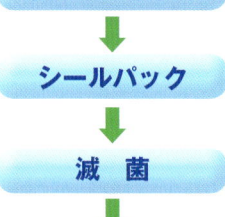

↓

シールパック

↓

滅　菌

↓

収　納
・基本セット、バー類を紫外線殺菌保管庫の中へ

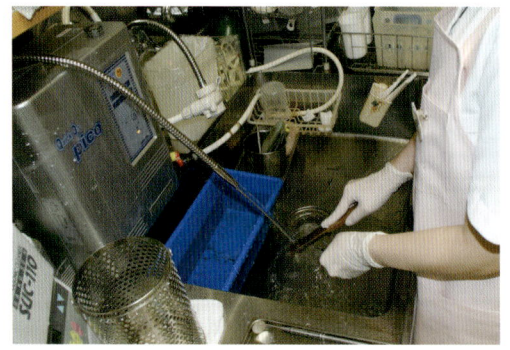

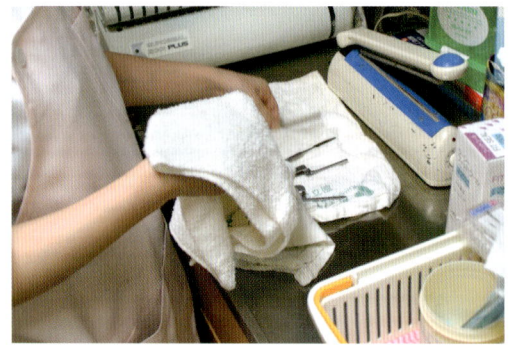

図㉞　オゾン水洗

図㉟　滅菌済みタオルで水分を拭き取る

❷ インスツルメント類

a. タービン、ストレート、5倍速コントラなど

水洗（オゾン）
↓
自動注油機器
↓
油を拭き取る
↓
シールパック
↓
滅　菌
↓
収　納

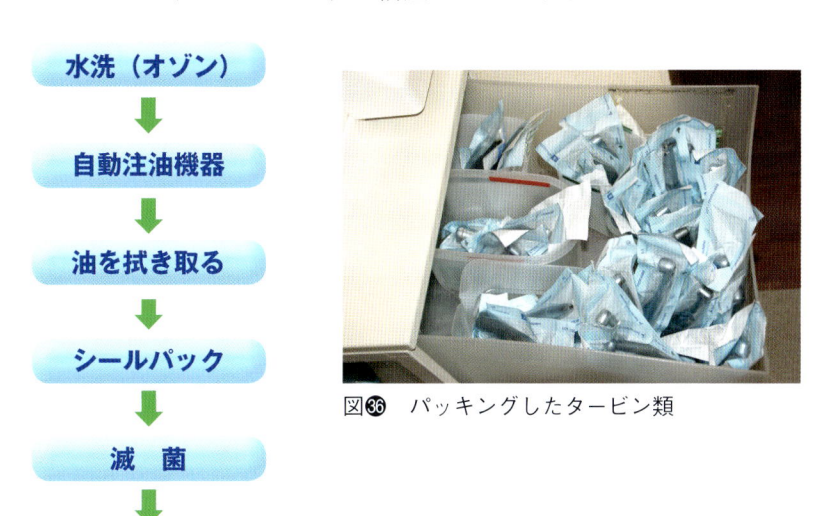

図❸⑥　パッキングしたタービン類

b. 矯正器具

水洗い　または　アルコール消毒
↓
シールパック
↓
滅　菌
↓
収　納

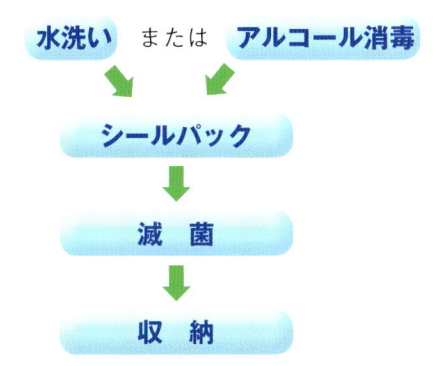

　水洗可能なものは基本セットに準ずる。できないものはアルコールガーゼで拭き上げ、すぐにパッキング。滅菌しにくいものが多いので（ゴム・シリコーン・プラスチック類）、治療中にいろいろなものに触れないように注意する。

c. 外科

```
汚物はビニール袋に入れて産業廃棄物として廃棄
        ↓
血液溶解剤 30 分浸漬     ①外科針はガーゼに付ける（安全確保のため）
        ↓              ②メスの先は外して廃棄し、ホルダーのみ浸漬
薬液をよく切ってオゾン水洗
        ↓
オゾン水にて超音波洗浄
        ↓
水分を滅菌タオルで拭き取る
        ↓
シールパック
        ↓
滅　菌
        ↓
収　納
```

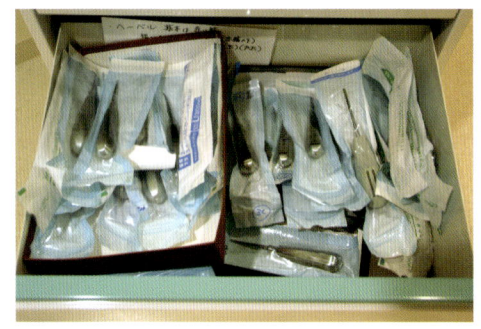

図❸ シールパックした外科器具

> **MEMO**
>
> **針刺し事故防止のためのルール**
> 　塚本歯科クリニックでは針刺し事故防止のためのルールとして「注射針はドクター 1 人でキャップの開け閉めを行う」と決められています。治療終了後は針先をキャップで閉じた注射筒ごと滅菌ルームに運び、滅菌ルームに運ばれた後は、滅菌専任がキャップごと針を外し、そのまま医療廃棄物として破棄しています。

Point 36 注意すべきポイントを絞り、治療の流れに組み込む。

🍀 ファイルやバーなど細かいものの洗浄

治療後の器具の中にさまざまな細かいものが混ざっているのが歯科の消毒の特徴です。**洗浄しているうちにバラバラになったり、後から組み戻すのに大変にならないように注意して取り扱いましょう。**細かいですが、ファイルやバーの目に注意しながら金属のブラシで丁寧に洗浄します。その後バラバラにならないように、当院では茶こし用の網を利用し、その中に入れて、流れていかないように使用しています。

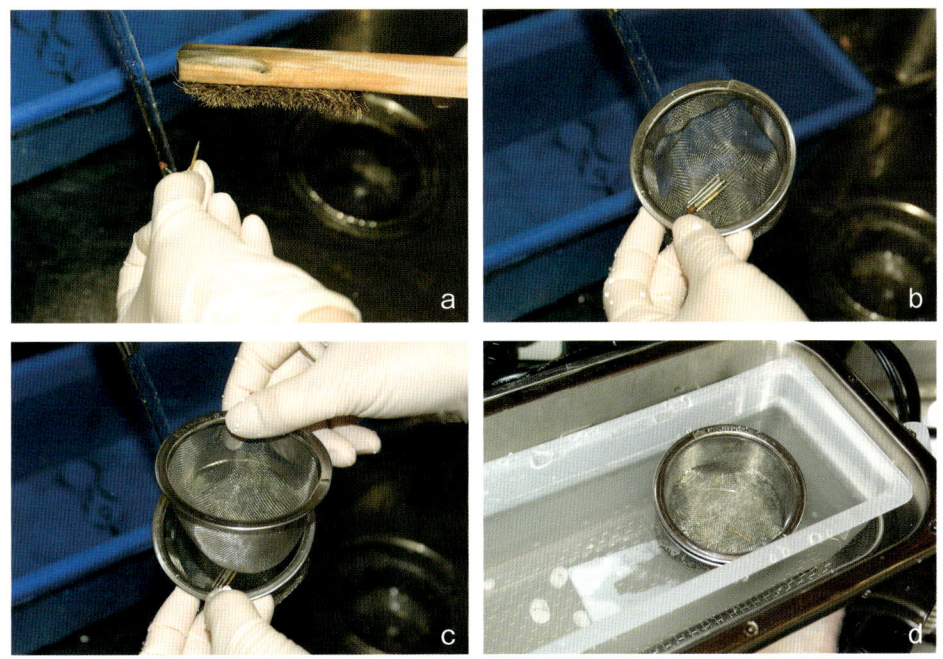

図㊳　a：バーの目に沿って金属ブラシで丁寧に洗浄　b：茶こしに入れて水洗　c：茶こし2個で挟み込み、バラバラにならないように押さえる　d：そして超音波洗浄

滅菌歯科助手の「現場の声」

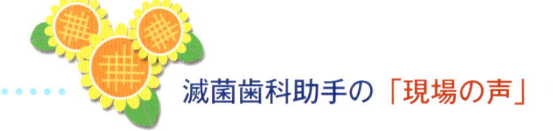

　もともとは滅菌専任として入社しました。私は言われた仕事はきちんとする、という性格ですので、滅菌専任の仕事は非常に合っていたかなと思います。体力も結構あるほうなので、塚本院長に「体が丈夫で助かる」と言われたことがあります。その後、滅菌だけではなく、アシスタント業務も勉強したいという意思を院長に伝えたところ、後任が入社し、滅菌歯科助手のポジションを作っていただきました。仕事内容は滅菌7割、歯科助手3割という感じで働いています。歯科助手に関してはまだまだ勉強中で、滅菌を行っていたことで、器具やその置き場所、名前などは完璧でしたが、治療の流れの中で見てみると、「この器具はこんな風に使うのか〜」と気づくことがたくさんあり、非常に面白いと感じる一方で、ドクターと患者さんのことを考えなくてはならないので、滅菌専任として働いていたときにはない難しさがあります。逆に歯科助手から滅菌専任になると流れが重要な仕事からコツコツと頑張る仕事内容に変わるので、その仕事内容のギャップは結構あるのではないかと思います。滅菌専任と歯科助手では視点が大きく変わるのでそれを理解して動くことも重要なのかもしれません。

　最初は歯科のことは何も知らずに入社して、いきなり滅菌という仕事に就いたのですが、すでにシステム化されていたことも多かったので、システム通りに言われたことにただ真面目に取り組んでいました。使い終わった器具が戻ってくるとセメントや唾液、血液がついています。セメントや血液、汚れがついていないかそれを一つひとつ目で確認しています。目に見えないところもきちんと洗浄するということも気をつけています。滅菌をやっていて一番困るのは、「器具が回らない」ことです。器具には数に限りがあるのもあるため、次の治療に間に合わないということも出てきます。もちろんどんどん買い足すことができればよいのですが、高価なものをすぐに増やすことはできません。滅菌器には容量と必要時間が決まっているため、うまく組み合わせて使うことで、うまく回るように試行錯誤を繰り返しています。一見地味で裏方の仕事と思われがちですが、すべてのチェアーをはじめ使い終わった器具をすべて消毒→滅菌しているので、やることは非常にたくさんあり、本当に忙しい現場です。けれどもその一つひとつの作業が患者さんに常に安心、安全な診療を提供できている自信につながっています。

（入社5年目、30代、女性）

当院の滅菌システム③
注意点と工夫

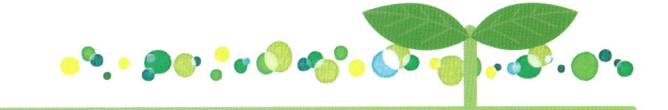

🍀 治療準備と問題点の解決法

滅菌を進めていくなかで、頭の痛い問題がいくつも出てくるかと思います。この項では、それらの問題の解決法について解説します。

❶ 根管治療から根管充填

ファイルは使用するものが決まっています。ボックス化は比較的楽です。滅菌できるボックスを購入すれば大丈夫ですが、**治療後のファイルの清掃、洗浄、滅菌のシステムが大切**です。とくに根管治療、根管充填は用意するものが多いのが一般的ですので、清潔に関する作業には注意が必要です。また、スタッフとの連携も必要ですので、スタッフもかなり注意して準備する必要があります。どこが清潔でどこが不潔になってしまったか、手順と必要な器具を見直すことが必要でしょう。

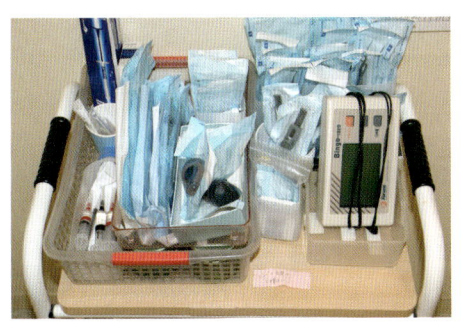

図㊴　根管治療用のカート

滅菌できる器具はよいのですが、滅菌できない器具がまた難しいのです。たとえばシーラー。手練りのタイプは何度もふたを開け閉めして中も完全に無菌状態ではなくなっているのに、患者さんの歯の中に入れなくてはなりません。ふたに関しても手袋で触ってよいのかよくないのか。**厳密には外のものになるので、外用の手袋で触るべきです。**

さらにガッタパーチャポイントに関しては、アルコール消毒で根管充填に臨む、ということになります。

77

❷ 形成

　治療ごとにバーの数を固定し、バースタンドを作り、バーの滅菌を行うことが必要です（図❹）。

　形成などに使用するバーは、先生が気に入ったものを使おうとするとバーの数はどんどん増えてしまいます。**重要なのは、バーの本数を絞ること**です。

　当院の場合は、インレー形成用7本、クラウン形成用8本、コンポジットレジン用10本、前装冠形成用10本とし、長さの短いショートのバーセットは5本、ラウンドバーは錆びやすいので、使用頻度の高い3本をパッキングし、残りはバースタンドで必要なときのみ出すようにしています。

　先生のこだわりのバーについては、特別セットとしてセットを組み、必要なときのみ使用するようにします。

　できる限り本数を減らすことで、バーの滅菌をシステム化しやすくし、滅菌専任がバーの組み直しを行うなどの分担がしやすくなり、滅菌しやすくなります。

　使用するバーを最小限にし、使うバーを制限する必要があります。形成内容に応じて使用するバーを決めましょう。

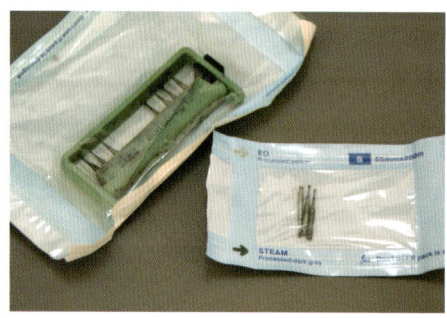

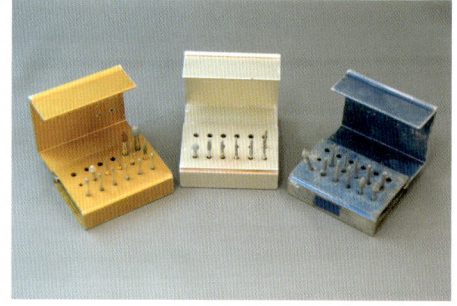

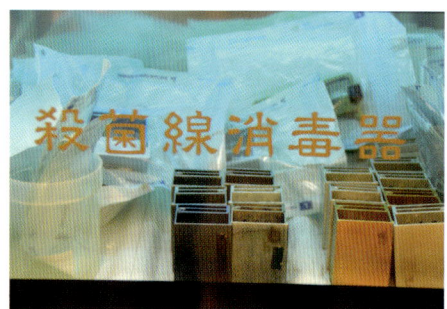

図❹　こだわりのバースタンド。インレー用、クラウン用、前装冠用、CR用、ラウンドバー、よく使うもの、ショートのバーに分類

ファイルと同じように感じますが、使用するバーを最小限にし、使うバーを制限する必要があります。形成内容に応じて使用するバーを決めましょう。

❸ 基本セットおよび治療用バット、その他の器具のパッキング

滅菌後の治療用のバットを含めた基本セットおよびその他の器具（図❹）をパッキングしましょう。洗浄、滅菌それにパッキングという作業が追加されますので、大きな作業になります。

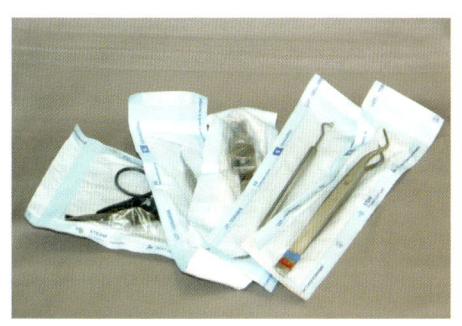

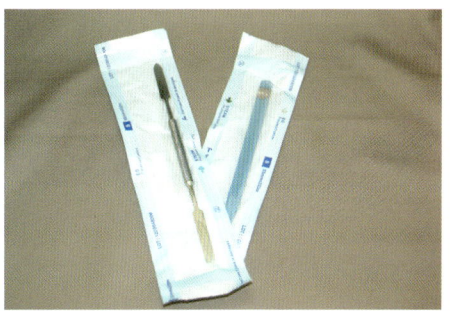

図❹ 滅菌、パッキングされた器具類

❹ タービン、コントラなどの滅菌、パッキング

多くの歯科医院で第一のハードルとなっているのが、タービン類の滅菌です。タービン（5倍速コントラを含む）はユニット1台につき2～3本、コントラ1台につき1本はあったほうがよいでしょう。

ハードルが高い理由は、やはりコストです。タービン類は、安価なものでも10万円ほどかかります。したがって、一気に何本も同時に購入するのが難しいのです。ゆっくり、1本1本増やしていくのがよいでしょう。最初は半年に1本、あるいは1年に1本増やすことを目標にしましょう。

❺ 印象トレー

印象トレーの滅菌を行います。滅菌後にパッキングするか、殺菌灯の付いた保管庫に保管しましょう。当院では、2～3個を袋に入れて滅菌し、その袋から保管場所に移動させます。

印象トレーの滅菌での特徴は、かさばることと、緊急を要さずまとめて滅菌できることがポイントです。印象に石膏を流し、模型が完成した後、清掃、

洗浄を行い、滅菌準備完了になります。技工室でまとめておいて一気に滅菌器にかけるとよいでしょう。当院での滅菌は、1個1個パッキングしているとかなり場所を取ってしまうため、高速の滅菌器に印象トレーをそのまま入れて滅菌を行い（図㊷）、滅菌が終わった後、滅菌した袋にまとめて入れて（図㊸）、その後保管庫に収納します。かなり場所を取ってしまうため、紫外線殺菌保管庫なども利用するともっと効率がよくなると思います（図㊹）。

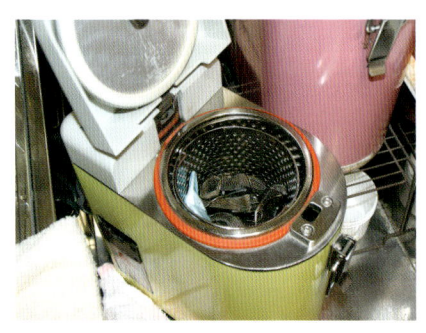

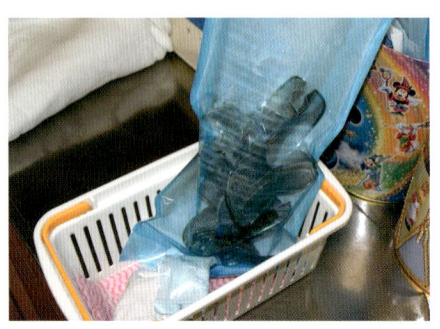

図㊷　トレーを高速の滅菌器に入れ、滅菌する

図㊸　滅菌した後、滅菌済みの袋にトレーをまとめて入れる

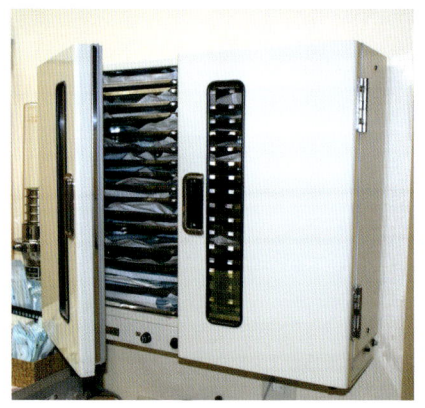

図㊹　紫外線殺菌保管庫

❻ 印象採得（寒天連合印象やシリコーン印象も同様）

　印象採得は連携が必要です。外で印象を用意する人（外の人）、直接印象を採る人（印象を採る人）に分かれます。

　患者さんの口腔内の準備をする印象を採る人の合図で、外の人は印象準備に入ります。

　練り終わったら、外の人が印象を採る人に印象を手渡しし、口腔内にセットします。このとき、外の人は印象を採る人に触れないようにしましょう。タイマーも外の人が押します。印象を採る人が触る場合は、タイマーはラッ

プをかけておきます（図㊺）。

　印象が硬化する間に、外の人は、消毒薬を浸したタッパーウェアを用意し、印象材を撤去後、軽く水洗し、用意した消毒剤に入れます（当院の場合はオゾン水・図㊻）。外の人はオゾン水を浸したまま、技工室に運びます。

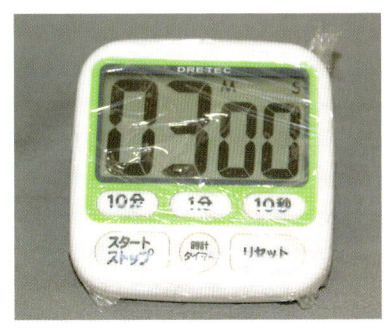

図㊺　ラップをかけたタイマー

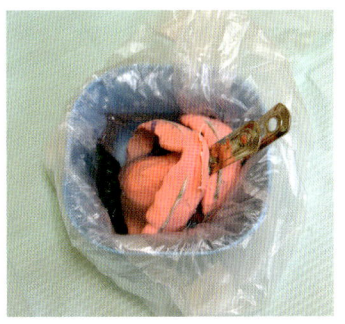

図㊻　オゾン水に浸して技工室へ運ぶ

❼ 鉛筆やペン

　補綴物や印象、患者さんの皮膚に鉛筆やペンを使うこともあるかと思います。**鉛筆やペンにはラップを巻いて使用します**。そして、ペン先や鉛筆の先は、使用後にアルコール消毒を行います。

❽ セメント練和

　補綴物をセットする際の**セメント練和の連携は非常に重要**です。外回り担当の人、セットする人がどこまで清潔か、どこが清潔か、を理解して進めなくてはなりません。セットする人と練和する人を分けましょう。

　練和をし終えたら、セメントの乗った練和紙を1枚破りスパチュラごとセットする人に渡します。こうすることで外周りと内回りを分けるようにします（図㊼）。

> **Point 37**　滅菌システムを構築するにあたり、手順や器具を見直すことも必要。

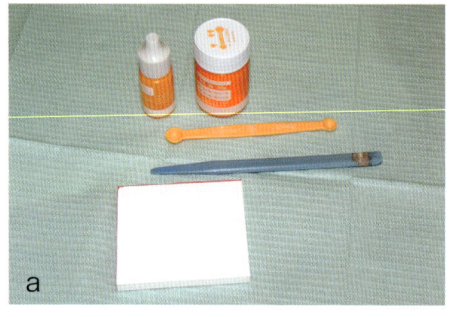

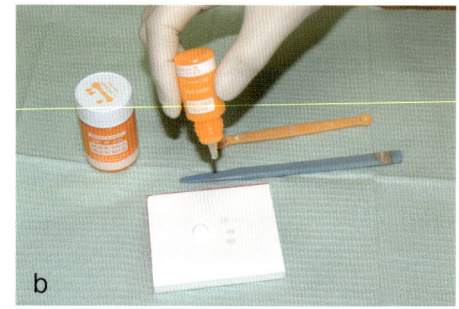

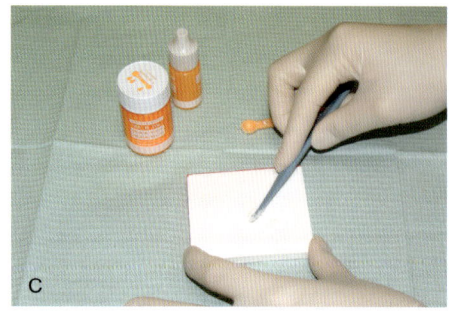

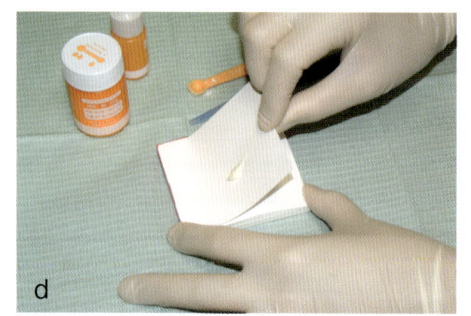

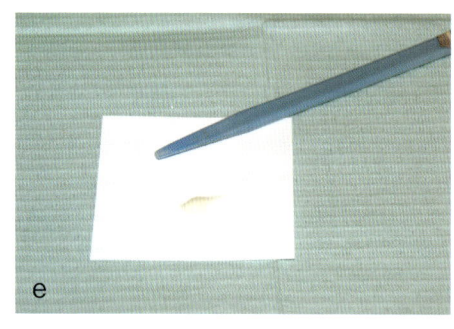

図㊼a～e　セメントを練和紙の上で練和し、練和紙を1枚破ってセットする人に渡す

❾ タービンホースなどの消毒の仕方

　タービンホースを落としたり、バキュームホースを落としたときには、ホースを消毒する必要があります。その消毒の手順を示します。ラップやポリエチレン袋に覆われていても、一度外して消毒しましょう。

ホースの消毒手順（図㊽）

　①新しい手袋でアルコールをしみこませたガーゼを両手に持ちます。

　②その両方のガーゼでホースの先をつかみます（a）。

　③まずは右手から軽くこするようにして10cmほど下げます（b）。

　④次に右手でしっかり把持し、左手でこするように20cmほど下げます（c）。

　⑤今度はすでに消毒した部分を術者に持ってもらいます（d）。

　⑥しっかり把持してもらったところで、両手のガーゼでホースの必要部分まで一気に拭き上げます（e）。

82

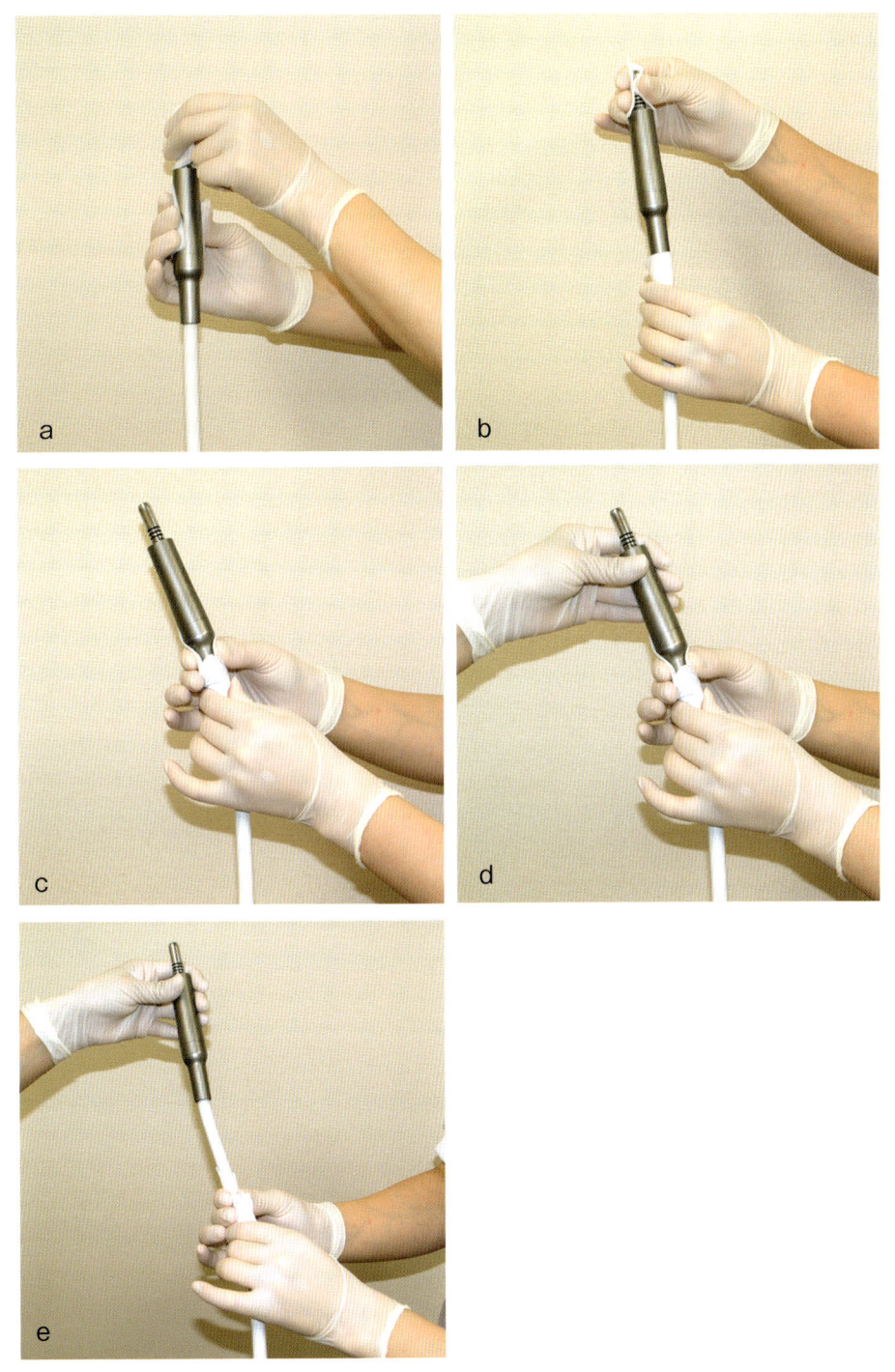

図㊽ a～e　ホースの消毒手順

83

🍀 技工物の消毒

　完成した技工物は、これから口の中に入るものです。これから口に入るものですので、本当は滅菌できるとよいのですが、なかなかそこまでは難しいところです。当院では、**完成した技工物は、アルコールで消毒を行っています**。スプレー式の容器を購入し、技工室に設置。完成した技工物、技工所から送られてきた技工物、そして再研磨や修理などを行った補綴物などにはアルコールを"プシュッ"とひと吹きするようにします（図❹9）。

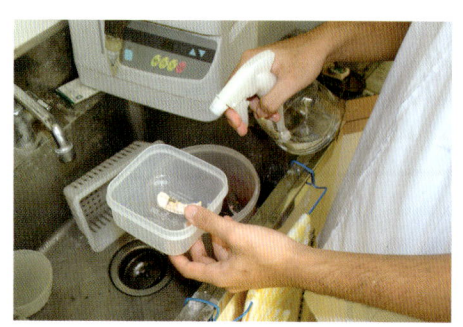

図❹9　技工物はアルコールをスプレーして消毒する

🍀 エックス線診療室内の清潔管理は要注意

　エックス線診療室は、ユニット以外で口の中を触る場所といえます。ですから、さまざまなことに気を遣うべきところです。

　まず、**患者さんはエプロンをつけたままでエックス線診療室に入れないようにしなければいけません**。エプロンに唾液がついているかもしれないからです。

　次に扉の開け閉めは、手袋をはめたままで行わないようにします。手袋は清潔なもので、扉の取っ手は不潔なものだからです。

　今度は**口の中にフィルムをセッティングした後、照射筒を手袋で触らないようにします**。もちろん、手袋に唾液がついているからです。それを防止するために照射筒にきちんとラップなどを巻くように徹底しましょう。

　患者さんの口を触った手で鉛入りのエプロンを触ってはいけません。

　パノラマエックス線を撮る際に顎を載せる部分はきれいでしょうか。アルコールワッテで必ず拭くようにしましょう。

エックス線のスイッチはドクターが押しますが、手袋をしたまま触れるようにラップで巻いてしまいましょう。

　患者さんの口からフィルムを取り出した後、それを現像機に入れる過程で、フィルムを取り出すときは唾液がついており不潔ですが、中のフィルムはきれいな状態のはずです。したがって手袋を外して現像機に入れる必要があります（図㊿）。ユニットのときと同じように、手袋をして触る工程と、手袋なしで触ってよい工程とに分けられるので、ミーティングで確認しましょう。

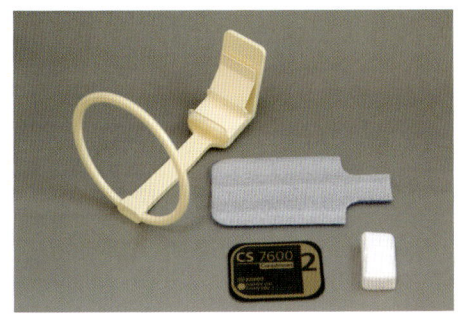

図㊿　手袋をしてフィルムを扱い、中のフィルムは手袋を外して触れ、現像機に入れる

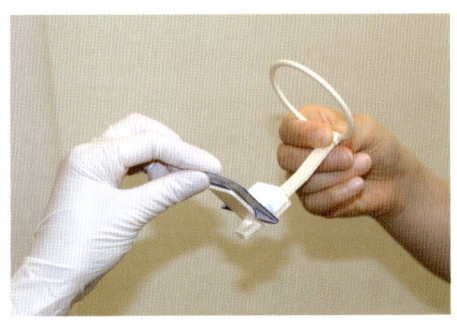

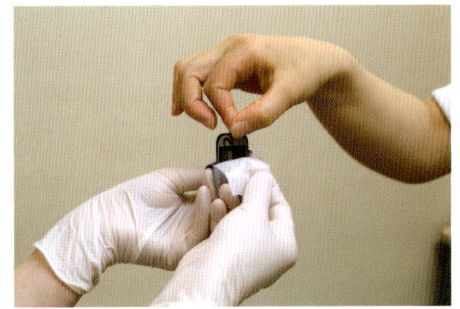

　このように、エックス線診療室はユニット以外の場所でもっとも気をつけなくてはいけない場所の一つです。注意すべき点を列挙します。

①エプロンをしたままエックス線診療室に入った場合：患者さんのうがい水や唾液や診療中の水がエプロンに付いていて、エックス線診療室が汚れてしまいます。エプロンは外して入るようにしましょう。

②デンタルエックス線：フィルムが口の中に入ります。デンタルエックス線写真を撮る場合には、患者さんにエプロンをかける人、フィルムをセットする人、照射筒をセットする人、撮影する歯科医師、

フィルムを口腔内から取り出す人、現像機にセットする人、患者さんのエプロンを外す人、という流れが必要です。シミュレーションが必要ですが、**患者さんの口の中に入るものを触る人ということを中心に考えると、2人でできるはずです。**

ちなみに当院の場合、デンタルエックス線は、
1　スタッフＡが患者さんのエプロンを外す
2　スタッフＡが患者さんを誘導
3　スタッフＡが鉛エプロンをかける
4　スタッフＡが照射筒とスイッチをラッピングする
5　歯科医師がフィルムをセット（この時点で歯科医師のみが不潔）
6　歯科医師が照射筒をセットする
7　スタッフＡが扉を閉める
8　歯科医師がエックス線撮影のスイッチを押す
9　スタッフＡが扉を開ける
10　歯科医師がフィルムを取り出す
11　歯科医師がフィルムを開封する
12　スタッフＡが取り出し、現像機に入れる
13　確認後、スタッフＡが患者さんの鉛エプロンを外して患者さんをユニットに誘導
14　スタッフＡが照射筒とスイッチのラッピングを外して廃棄
という流れになっています。

Point 38　触れる可能性がある部分、唾液が付きやすい部分を意識する。

③パノラマエックス線：患者さんの顔にいくつかの部分が触れます。**常に清潔である必要があります。**アルコール綿で拭くか、眼科の検査台のように顎乗せ台に紙などを敷いておくのもよいでしょう。

④手で押さえる場合は、手が汚れてしまう：ユニット回りでもそうですが、患者さんが自身の口の中を触った場合は、きちんと拭いてもらうようにアルコール綿を常に渡せるようにしましょう。

⑤照射筒を触ると照射筒が不潔になる：照射筒自体をラッピングすれば問題ありませんが、**急いで思わず触ってしまうことのないように注意しましょう。**当院ではラップを巻きますが、その固定はテープではなく、輪ゴムを使っています。

⑥エックス線のスイッチはどうやって押すか：必ず歯科医師が押さなくてはなりませんが、歯科医師が手袋をしたまま押せるように、当院ではボタンにラップを巻いています（図(51)）。

⑦患者さんのアクセサリーはどうするのか：患者さんが身に着けているアクセサリー（イヤリング、ピアス、メガネ）が撮影の邪魔になる場合があります。そのようなときには、**アクセサリーを置くことができるトレーを用意しておくとよいでしょう。**当院ではジュエリートレー（図(52)）を使っています。

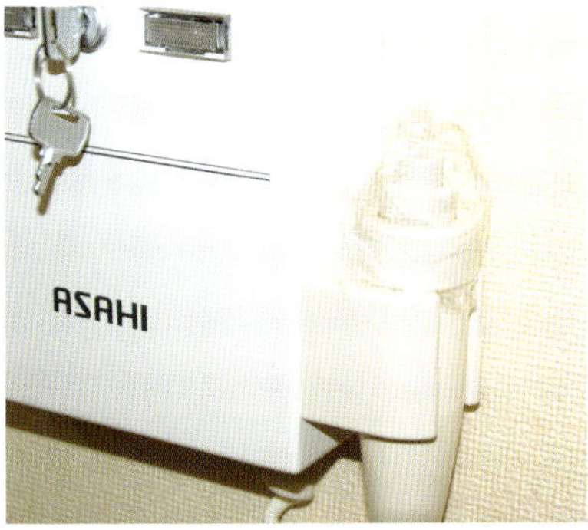

図(51)　ラップを巻いたエックス線のスイッチ

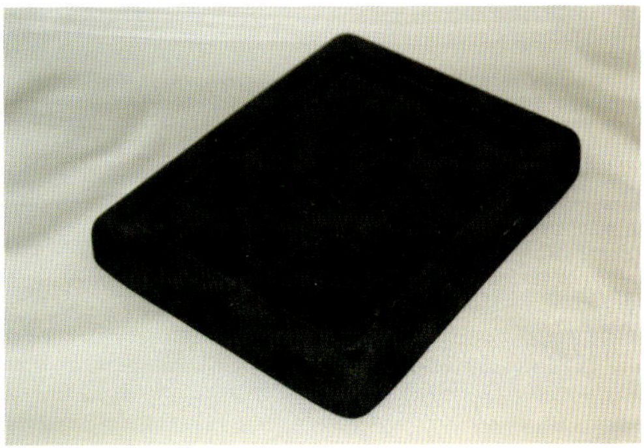

図(52)　ジュエリートレー

⑧患者さんの義歯などはどうするか：ユニットで外しておいてもらうのがよいですが、当院の場合は診療室のバットを持ってきて患者さんに乗せてもらうか、消毒水を満たしたタッパーウェアを用意してその中に入れてもらっています。もちろん患者さんの手はアルコール綿で拭いていただきます。

> **Point39** エックス線診療室内はチェアー同様に細心の注意を。

患者さんが自分の口の中を触った後の指

　患者さんが自分の口の中を触ったり、口の中のものを出したりした後の指について、あまり気をつけていないかもしれません。患者さんが自分の口を触ったり、義歯を触ったり、床装置を触ったりした後の指はどうするか。実はここが非常に重要です。

　患者さんが自分の口の中を触った後の手は、不潔になります。通常ティッシュで拭いたり、そのままにしたり、子どもであれば自分の服で拭いたり、場合によってはユニットにこすり付けたり。それらはすべて不潔になります。患者さんの口の中を触った指で帰りの扉を開けたり、トイレに入って触れたりしたところはすべて不潔になってしまいます（図❸）。

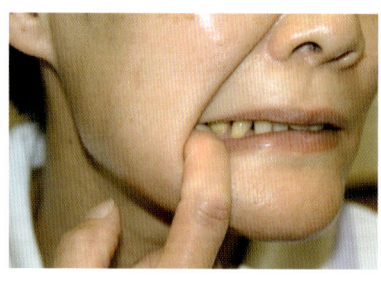

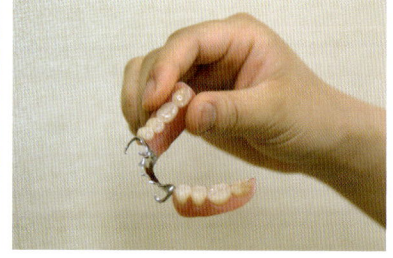

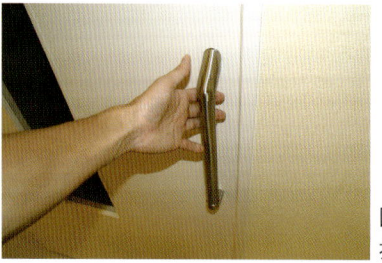

図❸　患者さんが自分の口の中を触った指で触れた部分は、すべて不潔と考える

したがって、当院ではアルコール綿、あるいはウエットティッシュをお渡ししています。**患者さんは自分では自分の口の中を触った手は不潔ではないと思っているので、「いらない」と断られる方もいますが、きちんと説明して必ず拭いてもらっています。**この行為も、清潔な歯科医院をアピールするのに役立ちます。

🍀 抜去歯牙の取り扱い

抜去歯牙も感染性廃棄物です。きちんとルールを決めましょう。

当院の場合、乳歯についてはお持ち帰りになる方がほとんどなので、ポリ袋にアルコール綿と一緒に入れて「おうちで開けるようにしてください」と説明します（図❻）。それ以外の場合は、患者さんに「本日抜いた歯です。当院で処分いたしますが、よろしいでしょうか？」と伺い、基本的に医院で感染性廃棄物として廃棄するようにします。持って帰られる場合は、乳歯と同様にします。

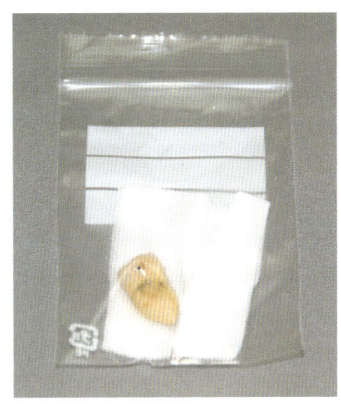

図❻　ポリ袋に入れた抜去歯牙

また、止血のための圧迫ガーゼは待合室で触ると不潔になってしまうため、3分ほど待ってユニットで止血を確認するか、止血できない方の場合は、ビニール袋と予備のガーゼをお渡しして待合室に移動します。患者さんによっては洗口場の鏡で傷口の確認をしたり、うがいをしたり、血の付いたガーゼやティッシュをゴミ箱に捨ててしまう場合があります。患者さんにはきちんと、**血液や唾液のついた感染性廃棄物は普通のごみ箱に捨てずに生ものとして破棄するように説明します。**病院などでの採血などの場合も同様に血の付いたガーゼの廃棄をどのようにするかで問題にされる場合もあるようです。さまざまな報告がありますが、医院で破棄する場合は通常感染性廃棄物として廃棄しなくてはなりません。ご家庭で血の付いたガーゼを破棄する場合は、燃えるごみや生ごみとして捨てるのが一般的なようです。

> **Point40**　滅菌のルールを患者さんにきちんと説明する。

🍀 スケーリング

　スケーリングは歯科衛生士が一人で対応することが多いと思います。さまざまなことを自分でこなさなくてはならないので、**清潔・不潔に特に注意して動く必要があります。**研磨剤の入ったチューブを触る、新しいブラシやチップを持ってくる、メモする。とくにポケット測定は、当院では紙にボールペンで記載するので、二人一組で行います。

　一番大切なのは、**自分の手は何を触った手なのかを把握する**ということです。口の中を触った手なのか、清潔なものを触った手なのか、不潔になってしまった手なのか。それを考えていないと、患者さんの唾液がついた手で思わずライトを触ってしまったり、スイッチを触った手で口の中を触ったり、面倒だからといって、手袋を外さずにカルテを触ったり。最初はいろいろと戸惑うこともあるかと思います。そのためにもラップやポリエチレンで覆うことは重要で、ラップやポリエチレンの袋で覆ってあれば、どこを触っても大丈夫という安心感があり、仕事がしやすくなります。

　また、スケーラーのチップを滅菌するのはもちろんですが、塚本歯科クリニックでは、レンチもセットで滅菌しています（図❺❺）。スケーラーチップの数だけレンチを用意し、スケーラーを使用するときはレンチを使い回しではチップが不潔になります。したがって、レンチも一緒に滅菌したほうが効率がよくなると同時に清潔が保たれます。

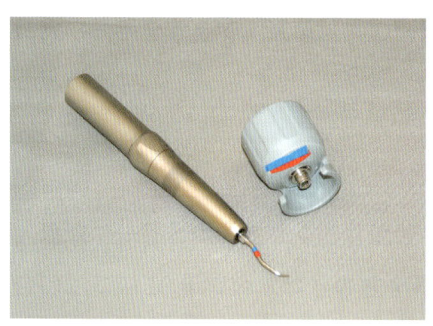

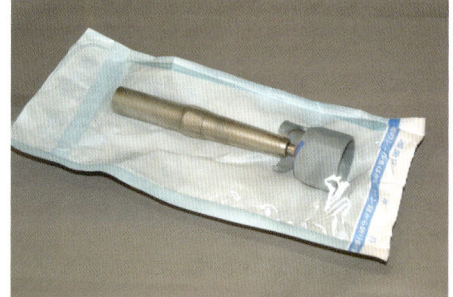

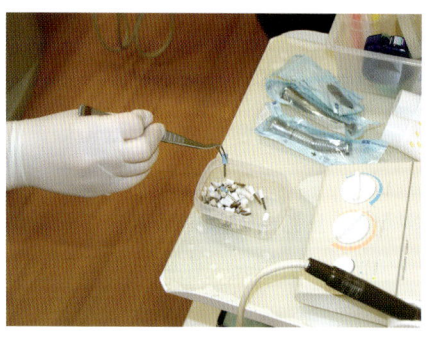

図❺❺　スケーラーのチップとレンチをセットで滅菌、パッキングしている。開封したチップはピンセットで扱う

🍀 全員が当事者意識をもった「チーム」

　滅菌は滅菌専任だけが行うものではなく、医院全体が一丸となって取り組む必要があります。スタッフの中で「自分は関係ない」などと思っている人がいるようであれば問題です。**「当院の売りは滅菌」「滅菌が止まれば診療も止まる」という考えをスタッフ全員が共有している必要があります。**きちんと浸透させましょう。滅菌の流れからわかるかと思いますが、準備して診療して片づけをする一連の流れは、全員が連携する必要があります。ただ滅菌専任の人や片づける人を待つのではなく、滅菌専任を中心に、足りない部分はほかのスタッフで補う必要があります。混んで時間が押してくるのであればなおさらです。スタッフ同士が、患者さんの混み具合、スタッフがそれぞれ何をやっているかを常に把握し、自分に必要な動きをしっかり行っていくことができれば、チームとしてうまく回り出します。自分は関係ない、自分にはできない、ではなく、**自分にいま何ができるか、ほかの人を助けよう、と常に考えていることが重要なのです。**

> **Point 41** スタッフ全員が滅菌に対して当事者意識をもつことが重要。

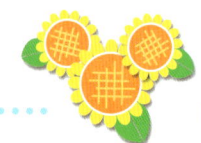

歯科衛生士 の「現場の声」

　これまでいくつかの歯科医院で働いていましたが、縁あって塚本歯科クリニックで働くことになりました。塚本歯科クリニックには現在6名の歯科衛生士が在籍しています。当院の歯科衛生士たちが口をそろえて言うのは「滅菌・消毒をしっかりやっていて安心」ということです。それが就職を決める大きな理由の一つにもなっています。歯科衛生士はほかの歯科医院を見る機会も多く、当院の歯科衛生士も他院での経験者もいるため、塚本歯科クリニックの滅菌・消毒レベルを見ると「安心して働ける職場」ということを感じるのです。歯科衛生士にとって「滅菌・消毒をしっかりやっている」ということは非常にうれしいことです。

　私が歯科医院で働くにあたってスタッフの一人として気をつけていることがいくつかあります。

　まず「自分がされて嫌なことは相手にもしない」ということです。それが滅菌・消毒です。当院では院長をはじめ、医院のスタッフ全員がこの思いで滅菌・消毒にあたっています。この考えを根底、念頭におくことで私たちが対応すべきことはおのずと導き出されると思います。

　次に「スタッフ一丸となって取り組む」ということです。滅菌・消毒システムはスタッフ全員が同じ意識、同じレベル、同じルールの中で取り組んでいきたいと思っています。一人でも滅菌・消毒のルールを守れない人がいると滅菌のシステムは崩れてしまうのです。スタッフの性格によってルールが変わったりするのではなく、スタッフ全員でルールを守っていく意識が大切です。

歯科衛生士として注意していること

　歯科衛生士業務として注意している点もいくつかあります。歯科衛生士はスケーリングなど一人で行う作業も多いため、滅菌、消毒、清潔、不潔についてよく考えて行動する必要があります。

① アルコールで消毒するときもどのように拭くかによって消毒の質が変わると思います。唾液や血液の飛びやすい場所はどこかをよく考え、効率よく消毒を心掛けます。（ユニットアシスタントテーブル、何を触った後の手なのか？）
② きちんと滅菌されたものをどのように扱うかよく考える。患者さんに使用する前に不潔にしてしまうことがあるので注意する。
③ 滅菌アシスタントとの連携。滅菌・消毒のことを考え、スケーリングや治療終了後は後片づけがしやすいように、バーを一ヵ所にまとめたり、排唾管やバキュームチップを外しておくなど、仕事をスムーズに進めることが

できるようにお互いに連携を取っています。
④ 整理整頓。前の患者さんが居たことを感じさせないように、細かいところまで気を配って清掃、準備。ひざ掛けや資料、文具、椅子を片づける整えるなど。

問題点と今後の課題
① チェアー周りが雑になってしまう原因
　・スタッフの意識の低さ
　・時間的余裕がない、完璧にしようとすると時間がかかる
　・患者さんを待たせないようにという意識が働くことにより、いろいろなことが雑になり、省かれやすくなる
　・ラップで覆うなど多くの対応をすることで時間がかかる

② コストがかかる
　・滅菌、消毒を充実させるには、滅菌パック、ディスポーザブル製品などにコストがかかる
　・金属系、ラバー系など、滅菌することで劣化が避けられないものもある

③ 術者側が口腔内を触った指など、その指先はどこを触ったのか。また、患者さん自身が自分の指で口腔内を触った手でいろいろなところを触ってしまう（ドアノブ等）→　把握しきれない

④ ラップで覆う状況、整理整頓など、患者さんの目にどのように写っているのか具体的にわからない

⑤ 歯科治療においてスピードが要求される場合もあるため、消毒されたものを扱う場合、滅菌パックから一つひとつ出すなど時間がかかる。このような場合、歯科医師、歯科衛生士、歯科助手、ときには歯科技工師の共通認識での連携が取れていなければ難しい

⑥ 患者さんにもっとうまくアピールしたい。滅菌・消毒をやっているということを感じていただいて患者さんからの信頼につなげたい。

　滅菌システムを続けることで、以前は面倒と思っていたことが、それが当たり前になることがよくあります。それがユニットをラップで覆ったり、器具をパッキングしたりすることです。それが当たり前になってくると、今度はラップをしていないと異常に不潔に思えたり、パッキングしていないと違

和感を感じたり、触れてはいけないような感覚になります。大きな感覚の変化が生まれます。滅菌・消毒システムは塚本歯科クリニックの患者さんへの誠意の現れであり、私たちの誇れるものです。スタッフ全員で常にレベルアップを目指し、この滅菌・消毒に対する感覚をもっと育てていきたいと思います。

（入社5年目、30代、女性）

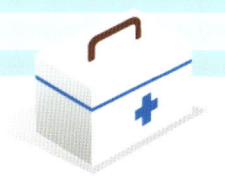

滅菌と経営

滅菌とコスト

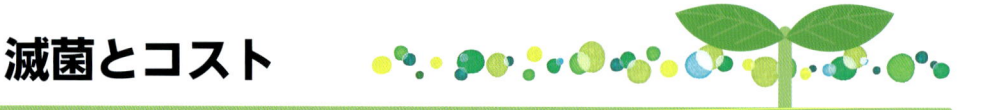

　開業医として経営に携わっている院長にとって、コストはもっとも気になるところでしょう。滅菌は保険点数もまだまだ滅菌を完全に行うだけの点数が十分とはいえない状態です。したがって滅菌を行うためには、コストを捻出するためのさまざまな知識、対応、取り組みが必要なのです。

🍀 滅菌にかかるコスト

　なんども書きますが、コストの問題は、最初は頭の痛い問題です。
「手袋をこんなに使ってもったいない」
「エプロンの数はこんなに必要なのか。いったいいくらだ」
など、気になって仕方ないでしょう。最初はしかたありませんが、コンセプトがしっかりしていれば、頭の中に「必要経費である」という意識もしっかり根づいてくるはずです。

　コストがかかるのは仕方ないのですが、それをできる限り抑えることも重要です。コストの削減はそのまま利益につながりますので、滅菌を進める一方で必要コストの低下は重要なポイントです。そのため当院ではコスト削減を考える専門の部署を作りました。その名も「コスト削減委員会」です。ディーラーさんへの価格の相談、ネット通販の価格のチェック、価格の見直しを行います。ほかにも現在行っている院内のさまざまなことや最初はコストがかかっても将来的にコストダウンにつながることなどを考えます。たとえばクリーニング代、ユニフォームの質を変えることでコストダウンにつながりました。

　ほかにも、セール品やまとめ買いをすることで価格を抑えたり、ものや材料を大切に使用することで、消耗頻度が下がったりします。このような心がけもコストダウンにつながるのです。

Point 42　滅菌にかかるコストは必要経費である。

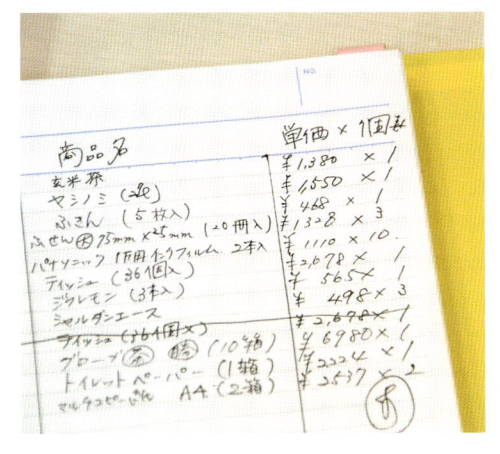

図❺ コスト削減の工夫の一例。個数だけでなく単価も記載することで、コスト意識が高まる

🍀 滅菌にかかる人件費

　滅菌関連の本では、あまり人件費については書かれることがないのですが、本書では人件費にも注目したいと思います。

　「滅菌はコストが……」「ディスポのランニングコストが……」といった、購入費用やランニングコストに対するボヤキが聞こえてきます。しかし、実は**滅菌にかける費用やランニングコストと同様、人件費にも注目していただきたいのです。**

　滅菌が充実し、進化していくためには、「滅菌専任スタッフ」を置く必要が出てきます。歯科衛生士や歯科助手に兼任してもらってよいのですが、歯科衛生士や歯科助手にはやるべきことが多く、これまでの仕事に加えて滅菌を充実していこうと考えると、かなり厳しく、不満が増大する可能性があります。ひどい場合は過労で出勤できないということも出てくるかもしれません。それほど滅菌というのは重労働なのです。したがって、「滅菌専任スタッフ」を確保するということを考えたほうがよいでしょう。

　当院の場合、もともとユニット3台、患者数1日約35〜40人という状況で滅菌歯科医院になると決めたのですが、それまでは、受付、歯科衛生士が交代で簡易的な滅菌を行っていました。

　患者数が増えてくると、やはりそれでは十分に滅菌が行えないため、歯科助手兼滅菌専任を雇いました。その時点で人件費が月に16万ほどかかってきます。歯科助手兼任なので2/3が滅菌とすると、月約10万円の人件費増です。さらに、滅菌を進めていくと人手が足りなくなるので、歯科助手兼滅

菌専任を滅菌専任にし、歯科助手もしくは歯科衛生士を増員。その時点で滅菌専任の人件費は16万円を超えることになります。

　ユニット3台で患者数が30人を超えるようであれば滅菌兼任でいけるのですが、**患者数が40人を超えれば1人専属で必要となります**。滅菌専任が増員されることにより人件費は増加しますが、滅菌専任というのは直接の売り上げ貢献ではないものの、患者数の増加、安定につながるもので、なくてはならないスタッフとなるのです。

> **Point 43**　滅菌にかける人件費は安定経営に向けた投資。

🍀 滅菌がもたらす経営メリット

　滅菌に取りかかると、どうしてもコストのことが気になります。最初はどうしてもデメリットであるコストや手間が気になってしまいますが、滅菌を始めると止まることができず、前に進むのみになっていきます。その理由は**「患者さんが集まってくる」「患者さんが離れない」「患者さんが期待している」**からなのです。

　歯科医院というものは患者さんがいなくては成り立ちません。インターネットなどにより集客する手段もありますが、最近ではホームページからの集客はかなり一般的になったことで、なかなか集客まで結びつかないことも多いと聞きます。また、たとえ患者さんに来院していただいたとしても、二度と来てもらえないような歯科医院では、いつかは患者さんがいなくなってしまい、経営が成り立たなくなってしまうのです。

　しかし、**滅菌を行っている歯科医院は、患者さんが離れていきにくい**のです。滅菌を行っている歯科医院に通院している患者さんは、通院しているうちに滅菌に対するチェックが厳しくなり、滅菌に対する意識が高くなります。そして歯科以外の医療機関においても清潔・不潔を意識し、滅菌をやっていない医療機関や歯科医院には行きづらくなってしまうのです。別の言い方をすれば「患者さんがほかの歯科医院に行けなくなる」ということになります。

もし何らかの理由で、滅菌を行っている歯科医院から滅菌をやっていない歯科医院に移動しなくてはならない事態になったとします。患者さんはどのように感じるでしょうか。

「え？　これ、前の人の治療のまま交換されていないの？」

「これって拭くだけ？」

などと思い、心配になります。

「やっぱり前の歯科医院がよかったな……」となるわけです。

　さらに、滅菌をやっている歯科医院に通院している患者さんは、ご友人に紹介もしてくれます。

「あそこは清潔にしているから安心」というわけです。

　もし、患者さんが歯科医院へ通院するのに迷ったとします。技量が同じ歯科医院で、滅菌を行っている歯科医院と滅菌を行っていない歯科医院、どちらを選ぶでしょうか。緊急でなければ、もちろん滅菌を行っている歯科医院でしょう。

　滅菌をやっている歯科医院は、**「患者さんから選ばれる歯科医院」「患者さんが離れていかない歯科医院」「患者さんが安心して通える歯科医院」**ですから、集客に困ることがないのです。ひいては患者さんが永続的に通院する、経営の安定した歯科医院ができるのです。

　滅菌を取り組み始めると、さまざまな困難にあたるでしょう。しかしゆっくりでよいので、一つひとつ難題を解決しぜひ滅菌システムを構築していただきたいと思います。滅菌を始めるという最初の一歩を踏み出した後の経営効果は、はじめは目に見えるものではないのですが、**いずれ歯科医院の経営の大黒柱となるほど非常に大きなものなのです。**

> **Point 44**　滅菌は医院に長期的な経営メリットをもたらす。

🍀 ディスポーザブル製品と金額

表❹に、当院で使用しているディスポーザブル製品を紹介します。

表❹　当院で使用しているディスポーザブル製品

紙コップ	以前は金属製のものを使用していたが、現在は紙コップを使用。金属製のものでも滅菌できるが、患者さんの視点で考えると「これって本当にきれい？」と思われることがあるので、ディスポーザブルにしている。 [価格] 3,000個入で3,500円 [コスト] 1.2円/個×2,000個/月 　　　　＝24,000円
紙エプロン	以前は布製で1日1度しか交換していなかったが、必然的にディスポーザブルに。 [価格] 1,000枚入で700円 [コスト] 0.7円/枚×1,200枚/月 　　　　＝840円
ヘッドレストカバー	さまざまな材質を検証した結果、現在はポリエチレンの袋を被せている。（『私の生田歯科医院』『滅菌ガイドライン』〔デンタルダイヤモンド社刊〕参照）
ラップ	長さ100m幅15〜22cmのものを使用。多用途でさまざまなものに使用している。
筆	毛先がナイロンの筆を用意している。即時重合のレジンには向いていない。シリコーン印象材の接着材に使用したり、リベース材の接着材に使ったりする。
スポンジ	主にコンポジットレジン充塡の際、レジン系接着剤の際に使用。エッチング、ボンディング、プライマー、表面処理材など使用頻度は高い。
小皿	こちらも使用頻度が高い。さまざまな薬品を入れるために用いる。ふたに筆がついているものもあるが、そのような場合でもディスポーザブルの小皿に小分けし、ディスポーザブルの筆で塗布するようにしている。

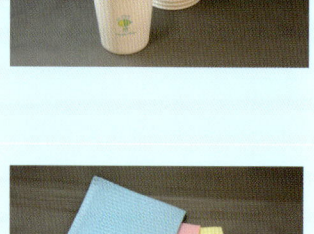

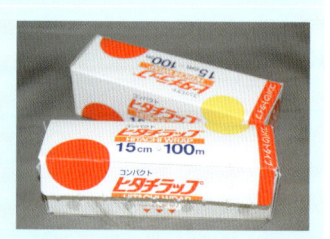

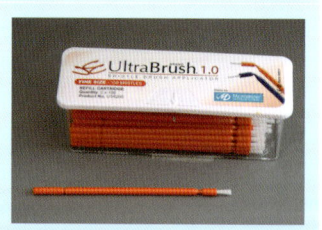

患者さんに「見せる」ことの重要性

　当院に通院中の患者さんに「遠くからでもここに通っているのは、ここが滅菌しているから。器具を開封するとき、新品に感じるので安心する」と言われたことがあります。非常にうれしい一言です。逆に、「本当に換えているの？」と疑われないようにするためには、パフォーマンスも重要と考えたほうがよいでしょう。

　滅菌パックを破ったり、コップを換えたり、エプロンを換えたり、バーを準備したり、治療の器具を開けたりといった**準備は患者さんの目の前で行ったほうがよいでしょう。**

　患者さんが安心してくれると同時に、これが口コミになります。「あそこの歯科医院は椅子に座ってから新しい器具を出してくれる」と患者さんは感じます。手際が悪いとは思われません。「きれいなものを準備してくれている」と思ってくれます。

　患者さんからどのように見られているのか、どのように見えたら清潔とわかってもらえるのか、さまざまな工夫を凝らしましょう。**「見せる」ために、費用は一切かからないのです。**

> **Point 45** 　滅菌への取り組みを患者さんに「見せる」工夫も大切。

貼り紙を活用する

まず、**壁に「滅菌に取り組んでいる」「清潔な歯科医院を目指す」と貼りましょう。**場所は受付や診察室がよいでしょう。診療室は待っている時間が結構あるので、貼る場所があれば、どんどんいろいろな情報を貼りましょう。

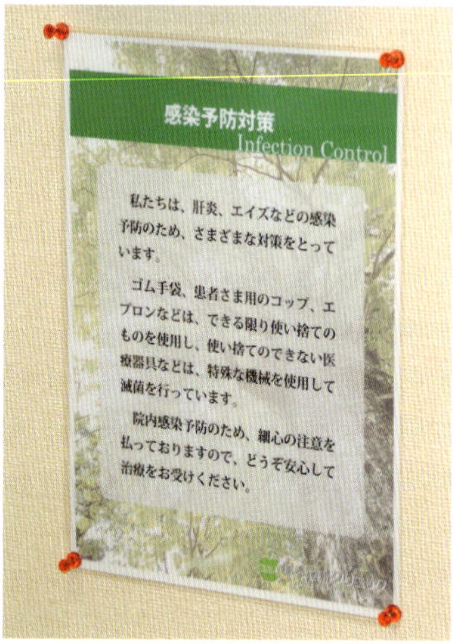

図(57)　滅菌への取り組みを告知するポスター

患者さんは、

「歯科医院なんて、どこも滅菌しているのが当たり前」

「歯科医院なんて、どこも清潔にしているに決まっている」

と思っています。実際にいまでさえ「患者さんごとに手袋を交換している」歯科医院は40％を超えますが、「タービン」「コントラ」「バー」まで患者さんごとに滅菌している歯科医院は15％に満たないのです（高木律男：歯科における院内感染対策調査報告）。したがって**「タービン」「コントラ」「バー」まで滅菌している歯科医院というのは、それだけで全国の歯科医院のうち安心して通える歯科医院上位15％に入っている**ことになるのです。患者さんが「どこの歯科医院も滅菌をやっている」という意識で来院されているのであれば、「当院は特別である」ということを認識させるべきなのです。そのためにはぜひ「貼り紙」を活用してください。

待合室、ユニット回りできる限り目につく場所に、

“当院は滅菌を行っています。安心して通院していただけます”

という旨の貼り紙をしてください。そうすることによって、初めて気づく患者さんもいらっしゃるはずです（図(57)）。

「ここの歯科医院は滅菌という取り組みを積極的に行っているんだ」

と、患者さんにぜひ意識してもらいたいものです。

Point 46

貼り紙を活用して
滅菌への取り組みを伝える。

🍀 院内配布用チラシで口コミを広める

　滅菌を行っているという院内配布用のチラシを作りましょう（図❺⓼）。事実を正しく伝えることができる内容であれば、これほどすばらしい広告媒体はありません。来院されてそのチラシをお読みになる患者さんはもちろんのこと、来院される患者さんがチラシを持って帰り、これまで来院されていなかったご家族やご友人の目に触れる機会ができることになります。チラシを目にしたご家族が、そして持って帰られた患者さん自身が帰路で、あるいはご自宅でチラシを再度お読みになり、正しい情報を得ることができます。そして、さらにその正しい情報を家族、友人に伝えることができるのです。つまり、正しい情報の「口コミ」を発生させることができるのです。チラシがなく、貼り紙だけであれば、患者さんは内容を忘れたり、間違った情報を覚えて帰ってしまい、誤った情報を伝えたり、伝えること自体を忘れたりしてしまうかもしれません。

　滅菌に取り組んでいることについての「口コミ」を発生させることができれば、患者さんは自然に集まってくる歯科医院となるのです。

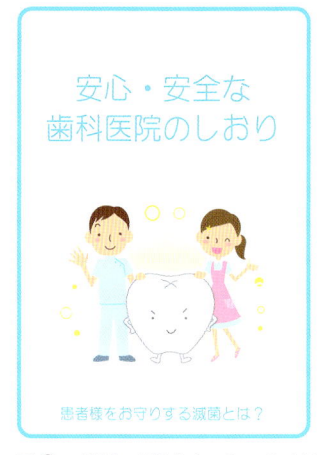

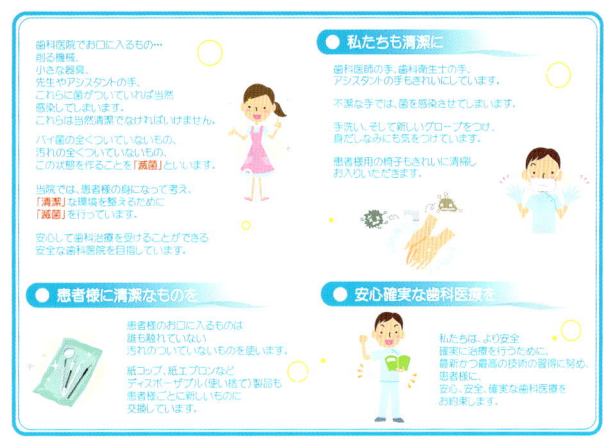

図❺⓼　当院で配布しているチラシ

Point 47　滅菌に対する「口コミ」をチラシで広める。

🍀 高いハードル、これからの目標

　滅菌を進めていくと、通常の滅菌方法、ディスポーザブルでもさまざまな問題が生じ、その問題が解決しないまま悩み続けることもたくさん出てきます。ガス滅菌を導入してすべてを滅菌するというかなり高いレベルの滅菌をしなくてはなりません。滅菌スタート直後ではそこまでは行うことができないのが普通です。将来的な目標として設定しておいて、現状でできることを考えましょう。**常に工夫し続けることが大切です。**

　たとえば、当院にはガス滅菌器がありません。設置場所がないことや専任者が不在であることなどがその理由です。それでも、ガス滅菌器を使用しない範囲で最高に清潔な状態を目指すように心がけています。このように、意識することで工夫が生まれ、現状の中での最高レベルの「清潔」が実現できるのです。

　さまざまな滅菌器が出ていますが、1台ですべてのものが滅菌できるという歯科医院にとって夢のような滅菌器はまだありません。高い滅菌システムを目指す歯科医院は、さまざまな滅菌器を組み合わせて完璧な滅菌システムを目指しています。プラズマ滅菌器やオゾン滅菌器といわれるものにも期待していますが、導入コスト、ランニングコストなどの面から計画的に導入するべきと考えています。

　いまある滅菌器をすべて撤去し、空いた場所に設置でき、価格もリーズナブルで、滅菌もラクラク、短時間でなんでも滅菌できる夢のような滅菌器が将来できるようになる日が来るのを期待していますが、それまではさまざまな工夫で解決していきたいと思います。

🍀 滅菌と時間のバランス

　器具や診療室の滅菌については、実務の担当者が経験を重ねるなかで、より確実で効果的な方法を考案していくことと思います。院長がすべきことは、その滅菌作業をシステム化していくことです。スタッフの意見を反映させて、医院に無理のない滅菌システムの構築を目指しましょう。

　滅菌を始めると十分な時間が必要になってきます。どうやって時間を確保するか。これは、最初は大きな問題となるでしょう。患者さんを誘導する前にすること、患者さんの治療が終わった後にする作業、一つひとつを洗浄、消毒、滅菌してパッキングする時間。治療の時間を長くして、滅菌にかける時間を削れば当然、現時点では売り上げが上がります。治療のほうが点数を稼げるからです。したがって、治療と滅菌のバランス、時間の問題を問題として考えない、売り上げを圧迫しないためにも、徐々に滅菌システムを作り上げていくほうがよいのです。

　先に述べたように、簡単にできる清拭などは時間もそれほどかかりません。いきなり全部をやろうとするのは非常に難しいことです。設備投資の問題だけではなく、売り上げとのバランスをとることができないのです。時間の問題も考えながら、**スタッフと一緒にバランスのとれた滅菌システムを作っていくのがよいでしょう。**

> **Point 48** 時間のバランスのとれた滅菌システムを、少しずつ構築する。

🍀 滅菌を軸とし、医院経営を成功させる

　この本では何度も書きましたが、滅菌を始めると最初はコストがかかってしまい、経営者としては頭の痛いところなのですが、近い将来、患者さんが離れていかない経営の安定した歯科医院を作ることができます。そのためにも、一つひとつ山登りのようにゆっくりと滅菌システムを作り上げていくのがよいでしょう。

　通常の歯科技術をもつ歯科医院であれば、滅菌を行っている医院と滅菌を行っていない医院では、患者さんは滅菌を行っている歯科医院を選ぶと書きましたが、今度は近くの同じ治療レベルの歯科医院が滅菌を始めたらどうでしょうか。自分の歯科医院には売りがなくなってしまい、「この歯科医院でなくてもいいや！」と思われてしまうかもしれません。安定した経営と何度も書きましたが、経営者はリスクヘッジを考えいくつもの予防線を張るべきです。つまり医院の柱となるもの、医院の売りとなるものをいくつも用意しておくべきなのです。

　もちろんすでに滅菌以外の医院の売りとなるものをお持ちの歯科医院もあるでしょう。そのような歯科医院は滅菌を始めることによってより経営はさらに盤石になります。開業後、間もない先生は滅菌という柱を作りつつ、常に次の一手を考えて、滅菌以外の医院の柱を作ることを考えていただきたいと思います。

　歯科医院の経営の柱といえるものは、3本はあったほうがよいでしょう。
　地域で一番とはいえなくても地域で一番を目指したいものです。当院の場合は、この10年でいくつもの柱を作ってきました。参考になるかどうかはわかりませんが、そのうちのいくつかを挙げてみます。

- 説明をしっかり行う歯科医院
- 麻酔が痛くない歯科医院
- スタッフマナー
- 患者さんが快適に過ごせる歯科医院
- 歯周内科治療、床矯正治療

このなかで、治療と呼べるものは歯周内科治療と床矯正治療しかありません。それ以外は治療ではなく、患者さんに満足していただくためのものばかりです。治療技術をいきなりあげることは難しく、お金をかけてセミナーへ通ったり、設備を整えたり、経験値を積んだりしなくてはなりません。柱となるものは治療だけではないと思っています。治療以外の柱はほかにもいくつもあるでしょう。笑顔が地域で一番、挨拶が地域で一番……。お金をかけずに短時間でできること。スタッフと共感してみんなで続けていけそうなことを経営者である院長が考え、スタッフ全員の賛同が得られるような医院のコンセプトとして考えていくとよいでしょう。

Point 49　医院経営の「柱」は治療である必要はない。

🍀 医院の「柱」をつくる

　当院のコンセプトは「快適歯科空間」です。行くのが嫌な場所トップ3に必ず入る歯科医院を、「あそこの歯科医院に行きたい！」と思ってもらうために考えたコンセプトで、さまざまな取り組みを医院全体で行っています。そのいくつかを自著『あなたの歯科医院を変える100のヒント』『あなたの歯科医院を変える100のヒント part 2』（デンタルダイヤモンド社）で紹介していますので、そちらを読んでいただければ快適な取り組みのすべてがわかっていただけると思います。

　そして、急いで治療技術としての柱を作りたいという先生にお勧めなのが、歯周内科治療です。抗菌薬を使って歯周病を改善するという方法です。治療内容ばかりが注目されますが、この治療の経営に及ぼす効果は絶大で、多くの歯科医院でも導入されています。

　しかし、実は治療うんぬんよりも、**治療前の検査をきちんと行うということが非常に重要**なのです。歯周内科治療とは位相差顕微鏡検査（当院で使用しているものはOLYMPUS社製）を行い、患者さんのプラークを観察し、

菌の状態を把握したうえで治療や管理に役立てるものです。

　想像してみてください。咳が出るからと病院に行ったとき、検査もろくにせずに症状を聞いただけで「風邪」と診断して薬を出す先生と、血液検査、肺のエックス線写真など検査を行ったうえで「肺炎ではなく風邪」と診断する先生、どちらを信頼するでしょうか。

　検査は非常に重要です。きちんと検査を行う（行える）か、行わない（行えない）か、が患者さんにとって非常に重要なポイントなのです。したがって、口の中を目で見て「歯周病」と診断するのではなく、位相差顕微鏡検査を行って「歯周病」と診断します。患者さん自身も菌を見ることができるので非常に驚かれます。さらに、適切な抗菌薬を使うことによって短期間で菌叢を改善し、それを再び位相差顕微鏡で確認し、菌叢まで改善していることを患者さんと一緒に確認できるのです。各地で講習会が開催されていますので、ぜひチェックしてください。

　それともう一つ。通常の治療もきちんと行うこと。柱が何本もあっても、通常の治療がいい加減では、患者さんは逃げてしまいます。すぐ脱離する。噛めない。痛い。このようなことのないよう、学び続けたいものです。

Point 50 医院の柱となる治療を常に探し求めよう。

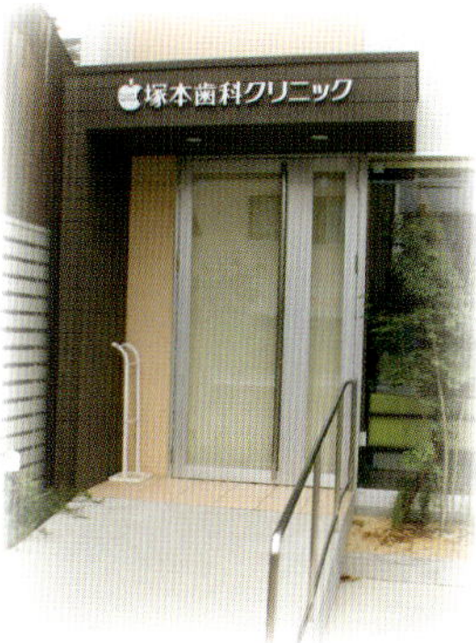
塚本歯科クリニック

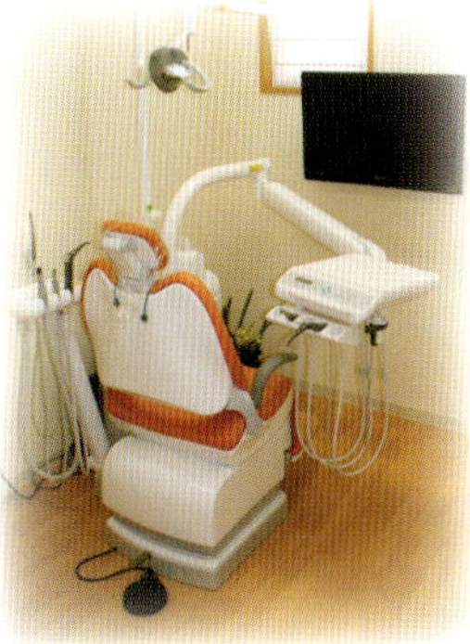

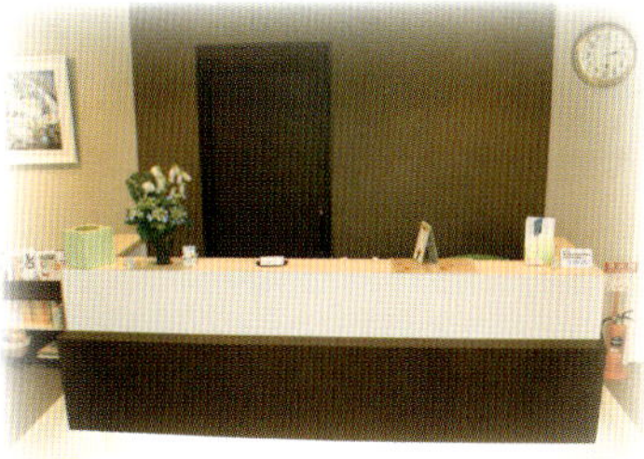

おわりに

　滅菌を実践する清潔な歯科医院づくりというのは、すごいことです。しかし、諸刃の剣であることを決して忘れてはなりません。滅菌だけ頑張っても通常の治療に問題があれば、患者さんは残念に思いながらも他院に移ってしまうでしょう。滅菌を進めることに加えて、医院の「売り」をどんどん作っていくことが大切です。最低でも売りが2つはあるとよいでしょう。3本柱があると決して不景気にも負けない歯科医院ができるはずです。
　ちなみに当院の場合は、当然通常治療も全力ですが、それ以外に、矯正、歯周病、予防、快適歯科空間という柱があります。それに加えて滅菌です。大きく太い柱が何本もあると、経営的にも非常に安心です。

　滅菌・清潔な歯科医院づくりに取り組んでいる歯科医院においての共通事項、それは、「工夫」「継続」「進化」です。

・「工夫」とはアイデアを出し合い、コストを抑えながらよりよい清潔な歯科医院づくりを目指しているということ
・「継続」とは、みんなで作り上げた滅菌・清潔な歯科医院を、何があってもやめないという意思があること
・「進化」とは、同じ滅菌でもより進んだ滅菌方法の情報を絶えず模索し、必要であればさらに次のステップに進むこと

　初めは院長がいないとなかなか進まない、という状態かもしれません。しかし、清潔な歯科医院づくりをコンセプトに進めていくと、スタッフに自主性が出てきます。スタッフが自分たちで考え、考えた案に対して院長の意見を求めるようになります。
　たとえば、ある問題が発生したとします。スタッフは院長がいなくても自分たちで考え、その問題を解決する案を提示してきます。スタッフたちは、どの

ような理由でこの案が出てたのか。その案を進めるにあたってこのような問題点があるが、進めることによってその問題点はこのように解決できます、というように院長に説明し、医院をよくしようと考えてくれるようになります。

　このようなことができるようになれば、その医院は滅菌の第2期に入ったといってよいでしょう。

　ここまでくれば、（先生がコンセプトを曲げない限り）歯科医院の滅菌・清潔な歯科医院づくりは盤石です。

　ここで一つ、注意点があります。
　滅菌をはじめるにあたって、スタッフにいきなり「みんなで考えてよ」は、NGだということです。

　清潔な歯科医院づくりを登山に例えると、コンセプトを掲げることによって山の頂上が見えてきます。目標がはっきりしてきます。そして、先生は頂上までの道のりを探し、登る計画を立て、まずは何合目まで、次は何合目までとペース配分を考え、スタッフは先生の道しるべに沿って歩んでいく。そんな感じなのです。
　院長先生は、この本を清潔な歯科医院づくりの地図として理解し、スタッフに道を示してあげてください。

　スタッフが同じ意思で同じ方向に進むことで、清潔な歯科医院づくりの「工夫」「継続」「進化」を行うことができるようになり、患者さんが安心して通える清潔な歯科医院として永遠に繁栄し続けるのです。

2013年8月
塚本高久

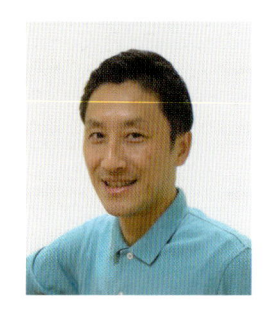

▪著者略歴▪

塚本高久(つかもと たかひさ)

1994年	愛知学院大学歯学部卒業
1998年	同大学大学院修了(口腔外科専攻)
	総合大雄会病院口腔外科勤務
2001年	塚本歯科クリニック勤務(名古屋市千種区)
2004年	塚本歯科クリニックを継承し院長に
	現在に至る

著書:『あなたの歯科医院が変わる100のヒント』
　　　『あなたの歯科医院が変わる100のヒント Part 2』
　　　『大阪千里ライフセンター5F発　開業するとき　してから　で・増改築』[共著]
　　　(すべてデンタルダイヤモンド社)

塚本歯科クリニック:〒464-0071　愛知県名古屋市千種区若水3-20-24
　　　　　　　　　TEL 052-722-8778
快適歯科空間研究Blog！:http://blog.livedoor.jp/kaiteki_clinic

ドクター スタッフ　チームで取り組む　消毒・滅菌

発行日	2013年9月1日　第1版第1刷
著　者	塚本高久
発行人	湯山幸寿
発行所	株式会社デンタルダイヤモンド社
	〒101-0054 東京都千代田区神田錦町1-14-13
	錦町デンタルビル
	電話＝03-3219-2571㈹
	http://www.dental-diamond.co.jp/
	振替口座＝00160-3-10768
印刷所	株式会社エス・ケイ・ジェイ

©Takahisa TSUKAMOTO, 2013

落丁、乱丁本はお取り替えいたします

● 本書の複製権・翻訳権・上映権・譲渡権・公衆送信権（送信可能化権を含む）は、㈱デンタルダイヤモンド社が保有します。
● JCOPY 〈㈳出版者権管理機構　委託出版物〉
本書の無断複写は著作権法上での例外を除き禁じられています。複写される場合は、そのつど事前に㈳出版者著作権管理機構（TEL：03-3513-6969、FAX：03-3513-6979、e-mail：info@jcopy.or.jp）の許諾を得てください。